モバイルブック

MOBILE BOOK
PLASTIC SURGERY

形成外科

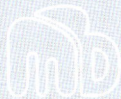

監修 ● 菅原康志／編著 ● 宇田宏一

克誠堂出版

執筆者一覧

監修
菅原康志 自治医科大学形成外科

編著
宇田宏一 自治医科大学形成外科

著者
去川俊二 自治医科大学形成外科
須永　中 自治医科大学形成外科
宮﨑邦夫 自治医科大学形成外科
加持秀明 自治医科大学形成外科

プロフェッショナルな形成外科医へ

　形成外科ほど，横断的な外科系診療科はないでしょう。外傷から悪性腫瘍，慢性疾患，先天異常，そして美容外科までカバーする診療科は，他に見あたりません。また対象は，男女を問わず新生児から高齢者まで，とても幅広くカバーしており，治療手技もマイクロサージャリーや骨切りといった手術から，レーザー，薬剤治療まできわめて多彩です。

　ですから，実際の臨床現場ではかなり広範囲な知識が必要とされますし，他科から症例を依頼された時などは，彼らの土俵でディスカッションできるくらい質の高いものが求められます。

　しかしこうした知識を体系的に得ることは，それほど容易ではありません。数少ない貴重な臨床経験を，できるだけその場で確実にしておくことが，一番効果的に学習する方法ではないかと思います。

　本書を白衣のポケットにいつも入れて頂き，出会った"その時"の経験を，たしかな知識につなげていって頂ければ幸いです。

2011年　晩秋

菅原康志

目次

モバイルブック 形成外科
MOBILE BOOK
PLASTIC SURGERY

CONTENTS

プロフェッショナルな
　　形成外科医へ……iii

1 ファンダメンタルズ

1. インフォームド・コンセント……2
　はじめに……2
　形成外科のIC……2
2. 臨床写真の撮り方……4
　顔……4
　体幹（乳房）……6
　カメラ条件……6
　デジタル写真解像度の目安……7
3. 創傷治癒……8
　創傷治癒におけるステージ……8
　創傷治癒のタイプ……9
　創傷治癒のagonistとantagonist……10
4. 植皮……11
　適応……11
　生着過程……11
　全層植皮と分層植皮……11
5. Z形成術・W形成術……13
　Z形成術……13
　W形成術……14
6. 皮弁の基礎……15
　皮弁の分類……15
　皮弁のDelay……15
　局所皮弁の種類……16
　有茎皮弁の種類……17
　遊離皮弁の種類……17
7. マイクロサージャリー……19
　血管吻合……19
　移植組織の壊死……21

術後モニタリングの方法…21
8. Tissue expander……22
　種類と特徴……22
　エキスパンダーの拡張法……23
　エキスパンダー伸展に伴う
　　　　　　組織学的変化……23
　合併症……24

2 皮膚・軟部組織外科

1. **皮膚の構造と機能**……26
　皮膚と機能……26
　皮膚の解剖……26
　表皮……26
　真皮……27
　皮膚の老化……28
2. **皮膚良性腫瘍**……29
1) **先天性色素性母斑**
　　　　（母斑細胞性母斑）……29
　疫学……29
　大きさによる分類と特徴……29
　治療……30
2) **脂腺母斑**……30
　症状……30
　病理組織学的所見……31
　治療……31
3. **皮膚悪性腫瘍**……32
1) **基底細胞癌（BCC）**……32
　病因と症状……32
　特徴……32
　病理組織学的所見……33
　治療……34
2) **扁平上皮癌（有棘細胞癌）**
　　　　　　　　（SCC）……36

病因と症状……36
特徴……36
TNM 分類……37
治療アルゴリズム……38
3) **悪性黒色腫（Melanoma）**…39
　病因と症状……39
　特徴……40
　深達度の指標……40
　TNM 分類……41
　病期分類……42
　治療……43
4. **血管腫・血管奇形**……45
　分類……45
　血管腫と血管奇形の違い……45
　血管奇形の種類と特徴……46
　治療……46
　血管腫を伴う症候群……47
　ポートワイン斑を伴う症候群
　　　　　　　　　　……47
5. **熱傷**……48
　診断……48
　管理治療……50
　全身熱傷に伴う主な合併症
　　　　　　　　　　……52
　特殊熱傷……52

3 頭蓋顎顔面外科

1. **先天性顔面形態異常**……54
1) **口唇口蓋裂**……54
　発生……54
　解剖……56
　疫学……58
　治療……58

目次

鼻咽腔閉鎖機能不全……64
2)頭蓋縫合早期癒合症……67
　正常頭蓋……67
　頭蓋縫合早期癒合症……68
　種類……68
　治療……75
3)頭蓋顔面裂(Craniofacial clefts)
　……77
　Tessier 分類……77
　頭蓋顔面裂とその特徴……78
　顔面裂を伴う症候群……82
4)小頭蓋顔面症(Craniofacial／
Hemifacial microsomia)……84
　Purzansky 分類……84
　治療アルゴリズム……85
5)耳介形態異常……87
　正常耳介……87
　小耳症……87
　埋没耳……89
　その他の耳介形態異常……91
6)眼瞼先天異常……93
　下眼瞼内反症(先天性)……93
　眼瞼下垂(先天性)……93
　瞼裂狭小症……94
2. 顎口腔手術と顎変形症……95
　歯の成長……95
　歯の種類とその萌出期……95
　歯科用語……96
　咬合……98
　セファログラム……99
　顔面のプロファイル……100
　診断……101
　治療……102
　術式……103
3. 顔面神経麻痺……104

解剖……104
顔面神経麻痺を来たす
　　　主な疾患……107
治療……107
評価法……109

4 顔面骨骨折

1. **鼻骨骨折**……114
　特徴と診断……114
　骨折の分類……114
　合併する鼻中隔骨折の
　　　　パターン……114
　治療アルゴリズム……115
2. **頬骨骨折**……116
1)**頬骨体部骨折**……116
　症状……116
　診断……117
　転位の分類……117
　治療アルゴリズム……118
　その他の合併症……118
2)**頬骨弓骨折**……119
3. **眼窩骨折**……120
　眼窩を構成する骨……120
　骨折のタイプと症状……120
　診断……121
　治療……122
4. **前頭骨骨折**……123
　前頭部解剖……123
　診断……123
　治療……124
5. **鼻篩骨骨折**……126
　症状……126
　画像診断……126

分類……126
　治療……127
6. 上顎骨骨折……128
　症状……128
　分類……128
　画像診断……128
　合併症……129
　治療……129
7. 下顎骨骨折……131
　症状……131
　骨折の部位と頻度……131
　画像診断……132
　治療……132

5 顔面の再建

1. 頭部再建……137
　頭皮の解剖……137
　再建術式……138
　再建例……138
2. 眼瞼再建……140
　解剖……140
　欠損部位と対応する移植組織
　　……142
　欠損幅による
　　再建アルゴリズム……142
　代表的な局所皮弁の種類
　　……142
3. 外鼻再建……144
　解剖……144
　再建術式……145
4. 口唇再建……150
　解剖……150
　再建術式……151

6 頭頸部腫瘍と再建

1. 頭頸部悪性腫瘍・総論…156
　一般的特徴……156
　病期分類（TNM 分類による）
　　……156
　亜部位の分類……156
　T 分類……158
　頸部リンパ節……160
2. 頭頸部悪性腫瘍・各論…162
　口腔癌……162
　中咽頭癌……163
　下咽頭癌……164
　副鼻腔癌・鼻腔癌……164
　大唾液腺癌……164
3. 頭頸部良性腫瘍……165
　耳下腺良性腫瘍……165
　エナメル上皮腫……165
4. 頭頸部再建……166
　再建材料……166
　舌・口腔再建……167
　下顎再建……168

7 ブレストサージャリー

1. 解剖……172
2. 豊胸……174
　インプラントの種類……174
　インプラントの挿入位置
　　……175
　各アプローチと特徴……176
　インプラントの選択法……177
　合併症……177

vii

3. 乳房再建……179
乳癌……179
再建の種類（総論）……180
インプラントによる再建…181
自家組織による再建……183

4. 乳輪乳頭再建……187
乳頭の標準的な位置……187
乳頭の再建法……187
乳輪の再建法……188

5. 乳房減量(固定)術……189
下垂乳房の分類……189
茎のデザイン……189
切開法……190
その他の術式……191

8 胸壁・体幹

1. 褥瘡……194
褥瘡発生のメカニズム……194
深達度……195
DESIGN-R……196
トータル治療の実際・
　　　アルゴリズム……197
代表的な手術術式……198

2. 胸壁欠損(感染)……200
特徴……200
再建……201

3. 漏斗胸……202
特徴……202
治療……202

4. 腹壁瘢痕ヘルニア……204
特徴……204
Component separation 法
　　　……205

9 手の外科

1. 解剖……208
表面解剖……208
神経と筋支配……210
神経と知覚支配……211
手内筋の作用と
　　　手指のポジション……212

2. 絞扼性神経障害……213
正中神経麻痺……213
尺骨神経麻痺……214
橈骨神経麻痺……215

3. 手・足の先天異常……216
先天異常の分類法……216
合指症……216
多指症……217
巨指症……219
母指低形成……220
絞扼輪症候群……221
裂手……222

4. 腱損傷……223
屈筋腱損傷……223
伸筋腱損傷……225

5. 切断指……229
保存方法と分類……229
治療と再建……230

10 美容外科

1. しみ・あざのレーザー治療
　　　……232
波長とパルス幅……232
赤あざなど……232

色素(メラニン)系のあざ・
　　　　しみなど……233
保険適用……233
2. Botox® 治療……234
ボツリヌストキシン……234
適応となるしわの治療……234
3. Filler……237
種類……237
治療部位と Filler の選択……238
4. 眼瞼……239
解剖……239
重瞼……239
目頭切開……242
Blepahroplasty……242
眼瞼下垂(後天性)……244
5. 鼻……246
解剖……246
アプローチ……246
インプラントによる隆鼻術
　　　　　　　　……247
鼻尖形成術……248
鼻翼縮小術……249
6. 脂肪吸引……250
解剖……250
Tumescent 法……250

施術……251
術後経過……252
合併症……252

Supplement

1. 針・縫合糸マテリアル…254
針と縫合糸……254
吸収性縫合糸……255
2. 創傷被覆材マテリアル……256
被覆材の種類と特徴……256
被覆材と保険適用……257
3. 創傷治療外用薬マテリアル
　　　　　　　　……258
分類……258

索引……259

巻末カラー
　[**手の外科：解剖**]……269
　前腕前面……269
　前腕後面……272
　手掌……274

＊本書に記載の製品名・薬剤名・会社名などは、2011年12月現在のものです。

1 ファンダメンタルズ

1. インフォームド・コンセント
2. 臨床写真の撮り方
3. 創傷治癒
4. 植皮
5. Z形成術・W形成術
6. 皮弁の基礎
7. マイクロサージャリー
8. Tissue expander

1 ファンダメンタルズ

1. インフォームド・コンセント
(IC：Informed Consent)

■はじめに
- 医師、歯科医師、薬剤師、看護師その他の医療の担い手は、医療を提供するに当たり、適切な説明を行い、医療を受ける者の理解を得るよう努めなければならない。

　　　　　　（医療行為における説明義務：医療法第1条の4）

- インフォームドコンセント（以下、IC）は、"説明と同意"とされるが、患者は説明された内容を理解、納得したうえで、自身の意志に基づいて治療方針を選択し、同意したことを署名する。

　　　　　　　　　　　　　　　　　　　　（患者の自己決定権）

- しかし、治療方針のすべてを患者が決定することは不可能であり、医師は EBM（Evidence Based Medicine）に基づいた上での、治療法に対する選択権を持っている。

　　　　　　　　　　　　　　　　　　　　（医師の自由裁量権）

■形成外科手術のIC
以下に挙げる事項について説明する。

1	現在の状態の診断と分析
	・術前の状態は、説明ともに写真として記録し保存しておく
2	治療の目的
3	選択可能な治療法とその内容
	・複数の治療法が存在する場合、どの治療を勧めるかは医師の自由裁量権の範囲であるが、その前提として各治療法の得失についてできるだけEBMに基づいた説明が行われる必要がある。一方的に特定の治療法しか説明されなかった場合、患者の自己決定権を奪うことになる
4	治療によって得られる結果
5	麻酔法
6	術後経過

7	治療によって生じうる合併症、後遺症の内容と程度、頻度とその対策
	・きわめてまれな合併症や後遺症であっても、実際に生じた場合その説明がなされていなければ、説明義務違反を問われる可能性がある
8	治療に要する費用
9	実際に治療する医師

Tips
■以上取り交わしたICは2部作成し、1部をカルテに保存し、1部を患者に渡すことにより記載事項の改ざんに関する疑惑を防ぐ。
■署名は、法律上自己決定権が認められている20歳以上であれば有効である。
■20歳未満の患者の場合、保護者などの法定代理人の署名が必要となる。ICを含む診療録の保存義務は5年間である。

【文献】
・菅原康志:整鼻術 鼻の美容外科:患者の選択とインフォームドコンセント. 形成外科 49:619-625, 2006

1 ファンダメンタルズ

2. 臨床写真の撮り方

■顔

撮影方向	ポイント	シェーマ
正面 (Full face front view)	・顔の正中線とフランクフルト水平線(耳珠上端と眼窩下縁を水平に結ぶ線)交点が中央となるように撮る ・写真の下縁は胸鎖関節とする	
斜め (Oblique view)	・フランクフルト水平線と外眼角から下ろした垂線の交点が中央となるように撮る ・鼻尖が頬部の輪郭線をギリギリ越えないようにする ・写真の下縁は胸鎖関節とする	
横 (Profile view)	・耳珠と外眼角を結ぶ線分の中点から下ろした垂線とフランクフルト水平線の交点が中央となるように撮る ・対側の眉毛が見えてはならない ・写真の下縁は胸鎖関節とする	

2. 臨床写真の撮り方

あおり (Submental oblique view)	・鼻柱から下ろした垂線と口唇の交点が中央となるように撮る ・口角を通る水平線が耳介上縁を通るようにする ・写真の下縁は胸鎖関節とする	
おとがい (Submental vertical view, basal view)	・鼻柱から下ろした垂線と口唇の交点が中央となるように撮る ・鼻尖が前額の輪郭線と接するようにする ・写真の下縁は耳介後縁とする	
蓋上斜め (Supracranial oblique)	・鼻根部が中央となるように撮る ・鼻尖が下顎の輪郭線と接するようにする	

Tips

■その他に閉眼、笑顔、咬合、咬合平面などを目的に応じて追加する。

【文献】
・Ettorre G, et al : Standards for digital photography in cranio-maxillo-facial surgery - Part I ; Basic views and guidelines. J Craniomaxillofac Surg 34 : 65-73, 2006

1 ファンダメンタルズ

■体幹（乳房）

シェーマ	5パターンが基本
	側面　　斜め45°　　正面　　斜め45°　　側面
ポイント	肩上縁〜臍より下までを必ず入れる 体幹に平行に、レンズの高さは乳輪と同じ高さで撮影する 上肢は体幹のやや後方に位置させる。後ろで手を組ませてもよい ネックレスなどの装飾品はすべて外して撮影する

■カメラ条件

レンズ	単焦点50mmマクロレンズ
ライト	ソフトボックスもしくは傘を2つ
距離	1〜1.5m
シャッタースピード	1/60〜1/90
絞り	通常　8.0〜9.0 被写体深度が深い場合（口腔内など）13.0〜14.0

Tips
- シャッタースピードや絞りはライトニングの条件によって異なる。
- 撮影距離が短すぎると魚眼レンズのように間延びした像（Barrel distortion）となる。特に顔の撮影では気をつける。

■デジタル写真解像度の目安

解像度	使用用途
72ppi	インターネット、メール
72〜150ppi	プレゼンテーションスライド（Keynote、PowerPoint）
300ppi	印刷、論文掲載用写真 3×4inch： 900×1,200 pixels 3×4inch：1,500×2,100 pixels 3×4inch：2,400×3,000 pixels

(ppi：pixel per inch)

1 ファンダメンタルズ

3. 創傷治癒

■創傷治癒におけるステージ

以下の3ステージに分類される。

炎症期（〜48時間）

- 出血・凝固
- Provisional matrix の形成
- 炎症細胞の浸潤
- 各種増殖因子の放出（PDGF、TGF-β、IL-1、EGF、FGFs、IGF など）

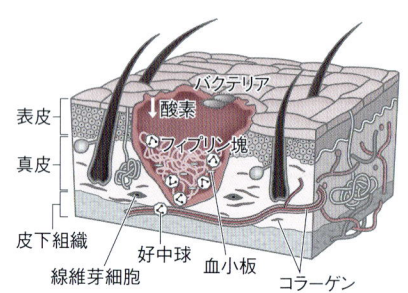

増殖期（2〜10日）

- 線維芽細胞の増殖
- コラーゲン線維産生
- グリコサミノグリカンの増加
- 血管新生（血管内皮増殖因子：VEGF↑）
- 上皮化

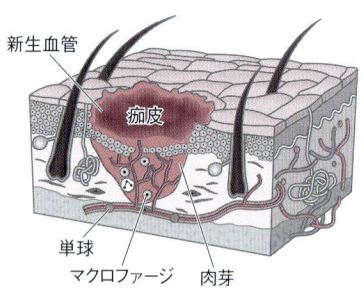

3. 創傷治癒

成熟期（～1年）
・創の収縮（筋線維芽細胞）　・コラーゲン線維の整列 ・コラーゲン Type Ⅲからコラーゲン Type Ⅰへの置換（Type Ⅰ：Ⅲ＝4：1） ・グリコサミノグリカンの減少

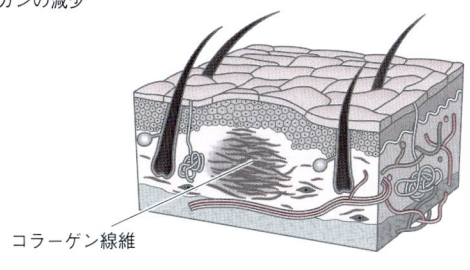

コラーゲン線維

Tips
■線維芽細胞：2日目より出現、7日目頃にピークとなり、3週間にかけてコラーゲンを産生する。
■上皮化：一般に、創縁から3cm程度までが上皮化可能範囲の目安となる。
■筋線維芽細胞：3日目より出現、10～21日頃にピークとなり、収縮の完了とともに消失する。

【文献】
・Gurtner GC et al：Wound repair and regeneration. Nature 453：314-321, 2008

■創傷治癒のタイプ

一次治癒：創縁が合わさった状態の治癒　例：手術創、縫合創
二次治癒：創の収縮と上皮化による治癒　例：皮膚欠損創
三次治癒：ある期間開放創として処置し、創が清浄化したのちに縫合した際の治癒過程

ファンダメンタルズ

■創傷治癒の agonist と antagonist

		作用
Agonist	ビタミン A	ステロイドの作用を打ち消す
	ビタミン C	コラーゲン合成に寄与
	ビタミン E	抗酸化作用と細胞膜の安定
	亜鉛	創傷治癒に関する種々の酵素の補助因子
Antagonist	喫煙	局所における血流の阻害と酸素供給障害
	ステロイド	創治癒過程全体の阻害
	抗癌剤	線維芽細胞・筋線維芽細胞の遊走阻害
	抗炎症剤	コラーゲン産生阻害（50％以下）

Tips
■Agonist の投与が効果的なのはそれぞれが欠乏している状態の時であって、もともと足りている際には大きな効果は得られない。

1 ファンダメンタルズ

4. 植皮

■適応
- 感染がコントロールされている。
- 移植床の血行がよい。
- 骨、腱の露出がない。(骨膜、パラテノンが残存していれば可)
- 厚みやボリュームのある組織が必要ない。

■生着過程
- 0～3日:血清浸漬期(Serum imbibition phase)
  移植床から滲出した組織液の循環で栄養される
- 4～7日:血行再開期(Revascularization phase)
  フィブリン網内での血管新生による血行再開が起こる
- 8～10日:血行再編期(Vascular reorganization phase)
  血管茎はほとんど完成され、線維芽細胞の連絡も強くなり、生着が完成する

■全層植皮と分層植皮

	全層植皮 (Full-thickness skin graft)	分層植皮 (Split-thickness skin graft)
シェーマ	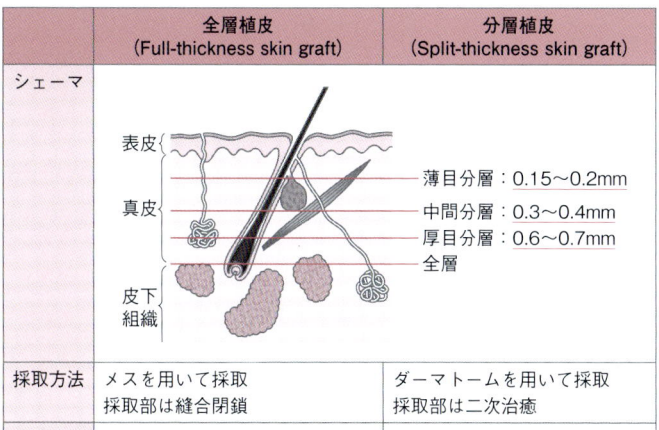	
採取方法	メスを用いて採取 採取部は縫合閉鎖	ダーマトームを用いて採取 採取部は二次治癒

図中ラベル: 表皮、真皮、皮下組織、薄目分層:0.15～0.2mm、中間分層:0.3～0.4mm、厚目分層:0.6～0.7mm、全層

1 ファンダメンタルズ

利点	術後の拘縮が少ない 整容的に優れている	採取できる面積が広い より生着しやすい
欠点	採取部を縫合閉鎖できる範囲でしか採取できない	術後の拘縮（薄め>中間>厚め） 整容的に劣る 採取部の瘢痕が醜い
適応	比較的狭い範囲の皮膚欠損 関節をまたぐ皮膚欠損 整容的な考慮が必要な部位	広範囲の皮膚欠損
採取部位	鼠径部、内果部など	大腿、臀部、腹部、背部、頭部

1 ファンダメンタルズ

5. Z 形成術・W 形成術

■Z 形成術

Z形成術は、以下の3つの効果を持つ。

効果	適応
2点間の距離の延長	線状の瘢痕拘縮の形成
瘢痕の向きを変換	RSTL（Relaxed Skin Tension Line）に沿わない瘢痕の形成（ex. 前額部の縦の瘢痕など）
立体変換（山→谷）	指間部などの水かき形成部位、trap door 瘢痕の盛り上がりの形成など

ファンダメンタルズ

●Z形成における頂点の角度と延長率

Z形成の角度	延長率の理論値
30°	25%
45°	50%
60°	75%
75°	100%
90°	120%

Tips
■角度が大きいほど延長率は高いが、ゆがみも大きくなるため、実際には60°くらいのデザインが最大である。

●Z形成の応用

連続Z形成	4-flap	5-flap

■W形成術

適応	・露出部の拘縮のない線状瘢痕の形成（特にRSTLに沿っていない顔の瘢痕など＝瘢痕の向きの変換）
利点	・Z形成術のように、周囲の皮膚によじれ、ねじれが生じることがない
欠点	・延長効果、立体効果はW形成術にはないため、拘縮の解除効果はない ・健常部の切除がやや大きくなる

1 ファンダメンタルズ

6. 皮弁の基礎

■皮弁の分類

移動法による分類	血行による分類	構成成分による分類
・局所皮弁：隣接する組織による皮弁 ・遠隔皮弁：遠隔の組織による皮弁 　有茎皮弁 　　遠隔にて挙上して、有茎のまま欠損部に移動させる皮弁 　介達皮弁 　　遠隔より2回以上の手術操作により移動させる皮弁 　遊離皮弁 　　完全に遊離させた後、血管吻合により移植する皮弁	・Random flap 　ランダムな血管網により栄養される皮弁 ・Axial flap 　特定の血管茎により栄養される皮弁	皮膚弁 筋膜皮弁 筋皮弁 筋弁 脂肪弁 脂肪筋膜弁 骨弁 骨皮弁

Tips
■様々な分類があり混沌としているが、臨床的に浸透しているのは移動法による分類（局所皮弁・有茎皮弁・遊離皮弁）である。

●新しい概念の皮弁

静脈皮弁	静脈系のみを利用する遊離皮弁
穿通枝皮弁	筋肉内もしくは筋間の穿通枝を利用して挙上する皮弁
Thinning flap	皮弁内の真皮下血管網を温存して、脂肪組織を薄くした皮弁
Expanded flap	Tissue expander を用いて組織を伸展させてから挙上する皮弁
Neo-vascularized flap	一次手術において、本来解剖学的には存在しない血管茎・血管網を作製した後、二次的に挙上する皮弁

■皮弁の Delay

皮弁の生着領域を拡大するため、皮弁に供給される血液の一部を外科的に遮断する方法。

通常 delay の操作を行ってから2～3週間で、皮弁の挙上もしくは切り離しの操作を行う。

■局所皮弁の種類

前進皮弁 (Rectangular advancement flap)		
VY皮弁 (V-Y advancement flap)		
回転皮弁 (Rotation flap)		
横転皮弁 (Transpositional flap)		
菱形皮弁 (Limberg flap) (Rhomboid flap)		
Deformenal flap		
Rhomboid-to-W flap		
双葉状皮弁 (Bilobed flap)		

6. 皮弁の基礎

■有茎皮弁の種類

皮弁名	血管茎	シェーマ
胸三角筋部皮弁 (Delto-pectoral flap)	内胸動脈 肋間穿通枝	
大胸筋皮弁 (Pectoralis major flap)	胸肩峰動脈	
鼠径皮弁 (Groin flap)	浅腸骨回旋動脈	

■遊離皮弁の種類

構成成分による分類	皮弁名	血管茎	シェーマ
皮膚弁	前腕皮弁 (Radial forearm flap)	橈骨動脈	
	肩甲皮弁 (Scapular flap) (Parascapular flap)	肩甲回旋動脈	
	内側足底皮弁 (Medial plantar flap)	内側足底動脈	

17

1 ファンダメンタルズ

皮膚弁	鼠径皮弁 (Groin flap)	浅腸骨回旋動脈	
	前外側大腿皮弁 (Anterolateral thigh flap)	深大腿回旋動脈下降枝	
	腹直筋穿通枝皮弁 (DIEP flap)	深下腹壁動脈	
	広背筋穿通枝皮弁 (TAP flap)	胸背動脈	
筋皮弁	腹直筋皮弁 (Rectus adbominis myocutaneous flap)	深下腹壁動脈	
	広背筋皮弁 (Latismus dorsi myocutaneous flap)	胸背動脈	
骨皮弁	腓骨皮弁 (Fibula osteocutaneous flap)	腓骨動脈	
	腸骨皮弁 (Iliac osteocutaneous flap)	深腸骨回旋動脈	

1 ファンダメンタルズ

7. マイクロサージャリー

■血管吻合

顕微鏡のセッティング	焦点距離：200〜250mm、倍率6〜40倍
障害のある血管	蜘蛛の巣状サイン／血栓サイン／テレスコープサイン 血管内にフィブリンが蓄積もしくは内膜の剥脱による変化／血栓による変化 くびれを認める／伸展力がかかり、ちぎれた場合に生じる変化。内膜が障害されている可能性がある
血液の流出 (Spur test)	吻合前に必ず確認する。流出が悪い場合、血管の障害を疑う 正常 異常
血管	端々吻合

ファンダメンタルズ

	端側吻合 Back wall technique 端々吻合で血管を反転できない場合に用いる（両端針を使用）
神経	神経上膜縫合　　神経周膜縫合　　神経上膜・周膜縫合
吻合後の確認法 Patency test （開存テスト）	吻合部遠位の血管を5番摂子2本でしごく 離す　　　離す 血流OK　　吻合部血栓

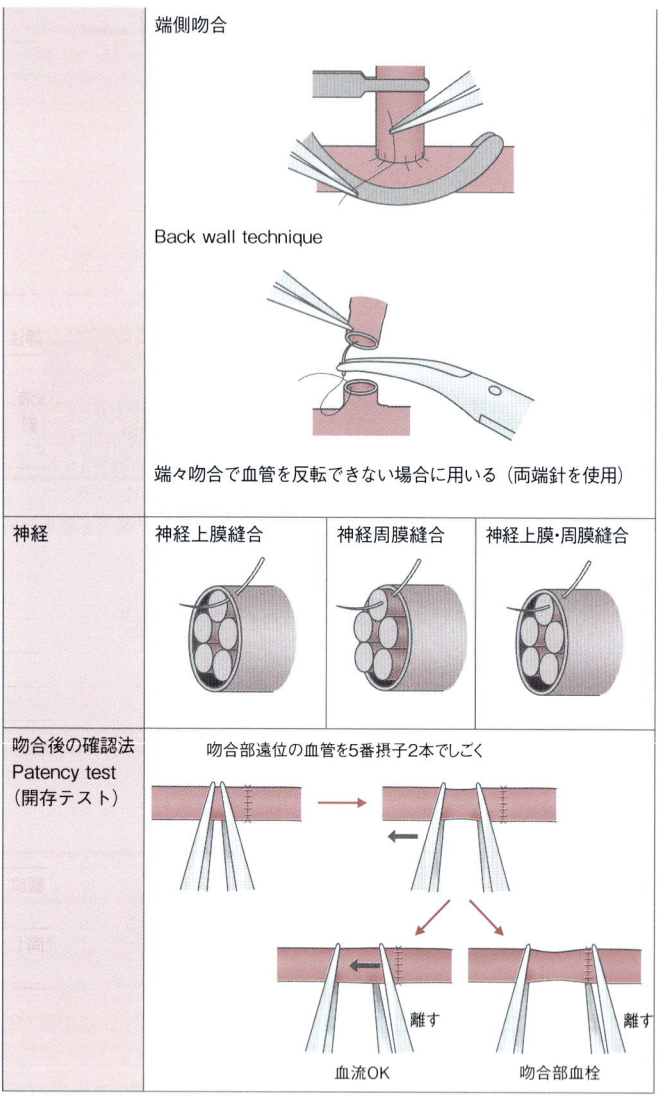

■移植組織の壊死

原因		吻合部の血栓 吻合血管の攣縮（spasm） 吻合血管の折れ曲がり 血腫による圧迫 感染
予防と対策	物理的予防	血圧の維持 局所の保温 皮弁・血管径への圧迫の除去 ドレーンによる血腫の予防
	薬物静注療法	抗凝固剤：ヘパリン　5,000U×2/日　静注 血管拡張剤：プロスタンディン　60μg×2/日　静注
	瀉血療法 （鬱血時）	・医療用ヒル ・カプロシン（1,000U/0.1m カプロシン溶解液） 　初回1,000単位皮下投与。必要であれば鬱血が消失するまで500単位ずつ追加投与

Tips
■吻合部での血栓：頭頸部・乳房再建～3％、下肢再建5～8％

■術後モニタリングの方法

皮弁の性状	
正常	肌色、暖かい、柔らかい
動脈血栓時	蒼白、冷たい
静脈血栓時	暗紫色～暗赤色、硬い（血流鬱血のため）
Pin prick test	25G注射針を皮弁真皮に刺入し、出血の状態を観察 ・ゆっくりとした赤色出血→良好 ・出血なし→虚血、吻合動脈閉塞の疑い ・早い黒色出血→鬱血、吻合静脈閉塞の疑い
Capillary return (Capillary refill)	皮弁を圧迫して駆血した後に解除し、色調改善の程度を観察
ドップラー血流計	移植組織が表在しない場合。吻合血管以外の血管と混同しないよう注意

8. Tissue expander (TE)

■種類と特徴

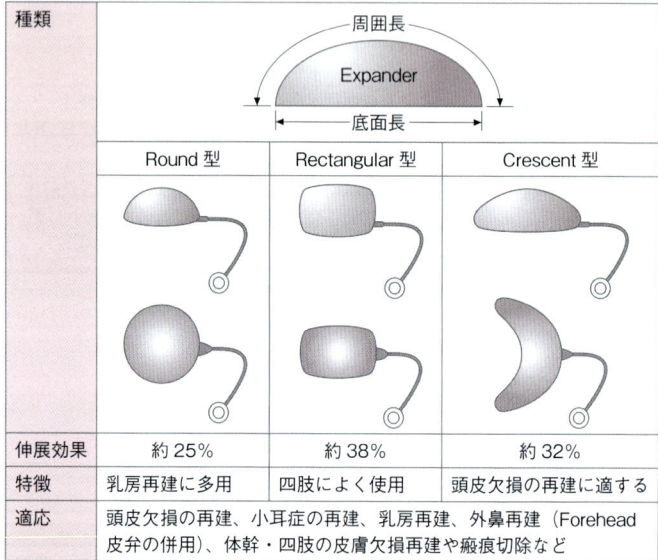

種類	Round型	Rectangular型	Crescent型
伸展効果	約25%	約38%	約32%
特徴	乳房再建に多用	四肢によく使用	頭皮欠損の再建に適する
適応	頭皮欠損の再建、小耳症の再建、乳房再建、外鼻再建（Forehead皮弁の併用）、体幹・四肢の皮膚欠損再建や瘢痕切除など			

Tips
- 周囲長－底面長＝伸展効果（実際の延長量）
- 現在日本で薬事認証が下りているものは、高研社とPMT社のスムースタイプTEのみ
- 挿入するTEは、底面長は欠損幅の2〜2.5倍程度を目安とする
- 底部が骨などの硬い場所でなく柔らかい場所では効果的な皮膚伸展が得難い（腹部など）

【文献】
・van Rappard JH, et al : Surface-area increase in tissue expansion. Plast Reconstr Surg 82 : 833-837, 1988

■エキスパンダーの拡張法

TE 挿入時注入量	通常は容量の 10％程度が目安（TE 内の空気を排出する）
拡張開始の時期	挿入後 2～3 週以内に拡張を開始
ポート刺入用の針	25G 以下
1 回注入量の目安	患者が不快（強い圧迫感や痛み）を訴える量 覆っている皮膚の色調が白くなる量
拡張頻度	・3～4 日間隔で拡張可能だが、実際は 1～2 週間に 1 回が多い ・通常 6～12 週くらいで終了
終了	・欠損を覆うのに十分な軟部組織が得られたとき

■エキスパンダー伸展に伴う組織学的変化

表皮	過角化と有棘層の肥厚によって厚さが増加する 細胞内容積が減少する 拡張終了後約 6 カ月程度で正常化する
真皮	線維芽細胞数の増加と筋線維芽細胞数の著増を認める 汗腺および毛嚢などの皮膚付属器の密度が減少する 薄層化し、拡張終了後約 2 年程度で正常化する
筋	筋の厚さと体積が減少する 機能障害なし 筋原線維および筋フィラメントが分裂・破壊する
脂肪	皮下脂肪層の菲薄化と 30～50％の脂肪細胞の消失が生じる 脂肪組織の消失は復元しない
被膜	エキスパンダーと平行に厚いコラーゲン組織が形成される
血管	組織の伸展で血管新生が促される 被膜と組織の間で血管新生が最大となる

Tips

■エキスパンダーの物理的な伸展外力によって皮膚の細胞増殖や血管新生が喚起される。

■外力などの細胞表面のシグナルがインテグリンなどの細胞接着分子によって細胞内に伝達されて、様々な遺伝子が発現される。

【文献】
・Johnson TM, et al：Histology and physiology of tissure espansion. J Dermatol Surg Oncol 19：1074-1078, 1993
・De Filippo RE, et al：Stretch and growth ; The molecular and physiologic influences of tissue expansion. Plast Reconstr Surg 109：2450-2462, 2002

ファンダメンタルズ

■合併症

マイナー合併症	疼痛 瘢痕幅の拡張 一過性の神経障害
メジャー合併症	エキスパンダーの露出 感染 血腫 エキスパンダーの破損、虚脱 皮膚壊死

Tips
■メジャーな合併症のリスクファクターは、小児（特に7歳以下）、四肢の再建（下肢＞上肢）、熱傷瘢痕の再建などがある。

2 皮膚・軟部組織外科

1. 皮膚の構造と機能
2. 皮膚良性腫瘍
3. 皮膚悪性腫瘍
4. 血管腫・血管奇形
5. 熱傷

2 皮膚・軟部組織外科

1. 皮膚の構造と機能

■皮膚と機能
- 面積（成人） 平均 1.6m²
- 体重の 16% を占める
- 防御機能（紫外線、機械刺激、化学刺激、熱、微生物など）
- ビタミン D の合成機能
- 体温調節機能

■皮膚の解剖

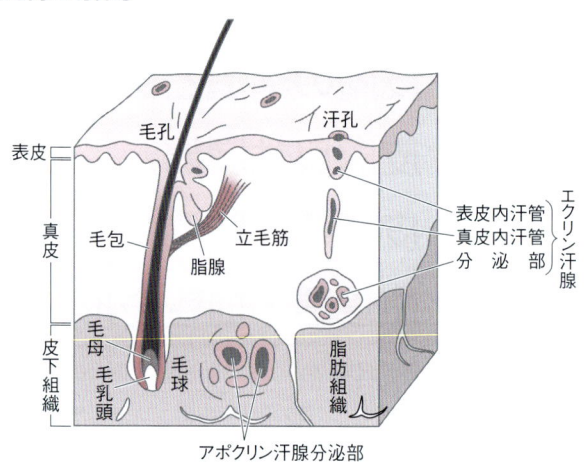

Tips
■皮膚全層の厚さは 1,500〜1,400μm

■表皮
●構造
大部分はケラチノサイト（角化細胞）からなる。
平均の厚さは、100μm。

1. 皮膚の構造と機能

表皮の構造	特徴とケラチノサイトの状態	シェーマ
角層	20〜25層：角質細胞と呼ばれる重層扁平化、脱核し不活化	角層 （透明層） 顆粒層 有棘層 基底層
（透明層）	手掌足底に存在：角層に属する	
顆粒層	2〜3層：顆粒細胞と呼ばれる核も含めてさらに扁平化	
有棘層	・5〜10層：有棘細胞と呼ばれる ・下層では多角形だが上昇するに従い扁平化	
基底層	1層：基底細胞と呼ばれるケラチノサイトの幹細胞を含む	

Tips

■表皮のターンオーバー：40〜50日（基底層から顆粒層までに26〜42日、角層通過に14日程度を要す）

●表皮内のケラチノサイト以外の細胞

表皮の他の細胞	存在部位	由来	役割と特徴
メラノサイト	基底層	神経堤	メラニンを産生し紫外線を防ぐ（数と分布について人種間に差はない）
メルケル細胞	基底層	神経堤	触覚受容細胞：知覚神経終末がシナプスされている
ランゲルハンス細胞	有棘層の中〜上層	間葉系細胞	抗原提示能：抗原をT細胞に提示する

■真皮
●構造

真皮の構造	特徴	シェーマ
乳頭層	・表皮と同様の100μm程度の厚さ ・Type Ⅲコラーゲン中心 ・毛細血管と知覚神経末端に富む	表皮→乳頭層／乳頭下層／網状層／皮下脂肪組織／真皮
乳頭下層	脈管神経系に富む	
網状層	・真皮のほとんどを占める（2,000〜2,500μm） ・Type Ⅰコラーゲン中心	

●間質成分

真皮の間質成分	役割と特徴
膠原線維（コラーゲン）	真皮における主な線維成分 皮膚の丈夫な支持組織を形成 Type ⅠとType Ⅲが主な構成要素（比率4：1）
弾性線維（エラスチン）	皮膚の弾力性をつくり出す線維 頭皮や顔面に多く存在
基質	・真皮の線維や細胞の間に存在する糖や蛋白を含むゲル状物質（ムコ多糖、プロテオグリカン、ヒアルロン酸など） ・皮膚の柔軟性、水分、膠原線維、弾性線維の保持に働く

Tips
■これらの間質成分は真皮内の線維芽細胞によって産生される。
　線維芽細胞：間葉から分化し、膠原線維や弾性線維、ムコ多糖を産生する細胞。

■皮膚の老化

	表皮	真皮
特徴	・角層が薄くなる ・真皮表皮移行部の扁平化（表皮突起の消失） ・ケラチノサイトの層が減少 ・メラノサイト、ランゲルハンス細胞の減少	・全体の萎縮 ・線維芽細胞の活性低下 ・血管網の萎縮 ・マイスナー小体、パチニ小体の減少

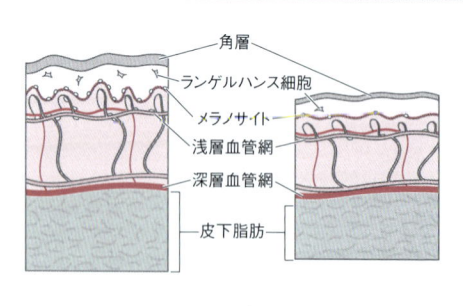

老化

【文献】
・Gilchrest BA : Age-associated changes in the skin. J Am Geriatr Soc 30 : 139-143, 1982

2. 皮膚良性腫瘍

1) 先天性色素性母斑（母斑細胞性母斑）

　神経堤 (neural crest) 由来の母斑細胞が異常増殖することにより、黒褐色の色素斑が皮膚に生じるもの。
　神経堤由来の細胞にはメラノサイトと Schwann 細胞があるが、母斑細胞はこのどちらにも分化しきれていない。

■疫学

	発生率	性差
先天性色素性母斑	1：100 （黒人 1.8：100）	なし
巨大色素性母斑 （>20cm^2）	1：20,000	なし

【文献】
・Better BJ : Large or multiple congenital melanocytic nevi ; Occurrence of cutaneous melanoma in 1008 persons. J Am Acad Dermatol 52 : 793-797, 2005

■大きさによる分類と特徴

大きさ	形態的特徴	悪性化の頻度
Small (1.5cm^2)	黄褐色から褐色、不整形の斑又は丘疹 思春期に色が濃くなる 後によく発毛をみる	1～5%
Medium (1.5cm^2～20cm^2)	Small と同様	不明
Giant ＝巨大色素性母斑 （>20cm^2）	・黒く、有毛性で、いぼ状 ・しばしば衛星病変を認める ・脳軟膜に広がると、てんかん様の神経症状を起こす ・腰背部では、ときに二分脊椎や脊髄破裂を合併する	5～10%、 うちその半数は 3～5 歳で生じるとされる （予後不良）

■治療

手術（切除）を考慮する条件	備考
・巨大色素性母斑	早期に完全切除を目指す
・非典型的な形態、増殖を見せる母斑 ・経過観察が必要であるが、背部や臀部など見えにくい場所にあるとき	生検あるいは予防的切除
・整容的、心理的に切除がよいと判断される場合	レーザーや削皮術などは再発率が高い

Tips
■基本的には巨大母斑でなければ経過観察とする。
■巨大母斑の場合、中枢神経系への進展確認のため画像検索を行う。

2）脂腺母斑

脂腺に加えて表皮、その他付属器、結合組織など、種々の成分由来の細胞が異常増殖して生じる過誤腫性の限局性病変。頭部、顔面に好発する。

■症状

臨床像	時期	特徴
第1期	出生時～思春期	黄色～淡褐色、扁平に隆起し、頭部では脱毛斑
第2期	思春期～二次性腫瘍発生	いぼ状～顆粒状で硬くなる
第3期	二次性腫瘍発生～	種々の上皮系腫瘍（乳頭状汗管囊胞腺腫、毛芽腫、外毛根鞘腫など）の発生

Tips
■加齢とともに基底細胞癌などの悪性腫瘍を生じる可能性がある。

2. 皮膚良性腫瘍

■病理組織学的所見

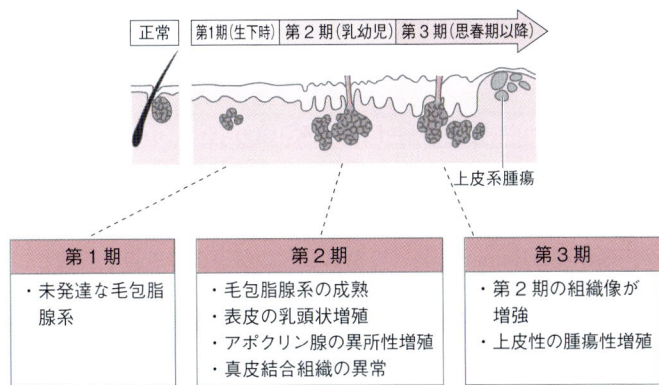

正常 | 第1期(生下時) | 第2期(乳幼児) | 第3期(思春期以降)

上皮系腫瘍

第1期	第2期	第3期
・未発達な毛包脂腺系	・毛包脂腺系の成熟 ・表皮の乳頭状増殖 ・アポクリン腺の異所性増殖 ・真皮結合組織の異常	・第2期の組織像が増強 ・上皮性の腫瘍性増殖

■治療

外科的切除：悪性化の可能性があるため早めの切除が望ましい。

2 皮膚・軟部組織外科

3. 皮膚悪性腫瘍

1) 基底細胞癌 (BCC : Basal Cell Carcinoma)

■病因と症状

多様な分化傾向を示す胎生期上皮細胞が増殖して生じる悪性腫瘍。過誤腫（Hamartoma）の要素ももつが、正常組織を破壊しつつ緩徐に増殖する。色素性乾皮症、基底細胞母斑症候群、脂腺母斑などから発症することもあり、この場合は若年者にも生じて多発する。

■特徴

皮膚癌に占める割合	皮膚癌の中で最も頻度が高い
発病年齢	95％は40〜79歳で発症
好発部位	80％以上が顔面 原則として、粘膜、手掌、足底には認めない
危険因子	紫外線、高齢者、免疫低下（AIDS患者、臓器移植患者）など
再出現率	3年で35％、5年で50％に新しい病変が出現する傾向がある
転位率	まれ：0.1％以下

【文献】
・Shanoff LB, et al : Basal cell carcinoma ; A statistical approach to rational management. Plast Reconstr Surg 39 : 619-624, 1967

3. 皮膚悪性腫瘍

■病理組織学的所見

タイプ	特徴	シェーマ
結節潰瘍型・破壊型	・最も多い型：50〜60% ・表面に毛細血管拡張を伴った結節の融合 ・しばしば中央に潰瘍形成 ・進行すると骨などの周囲深部組織を破壊（破壊型）	
表在型	・9〜15% ・真皮への浸潤なく、表皮内に止まり浅く広がる ・体幹に多発性に生じる ・湿疹などと見誤りやすい	
浸潤型	・約7% ・様々な大きさの不形性の単病変が多い	
斑状強皮症型・硬化型	・2〜3% ・通常平らで楕円形、ときに皮内の結節として触れる ・潰瘍化はまれ ・境界が不明瞭で断端陽性になりやすい	

Tips
■約40%に上記の組織型が混在する。

2 皮膚・軟部組織外科

■治療
●治療アルゴリズム

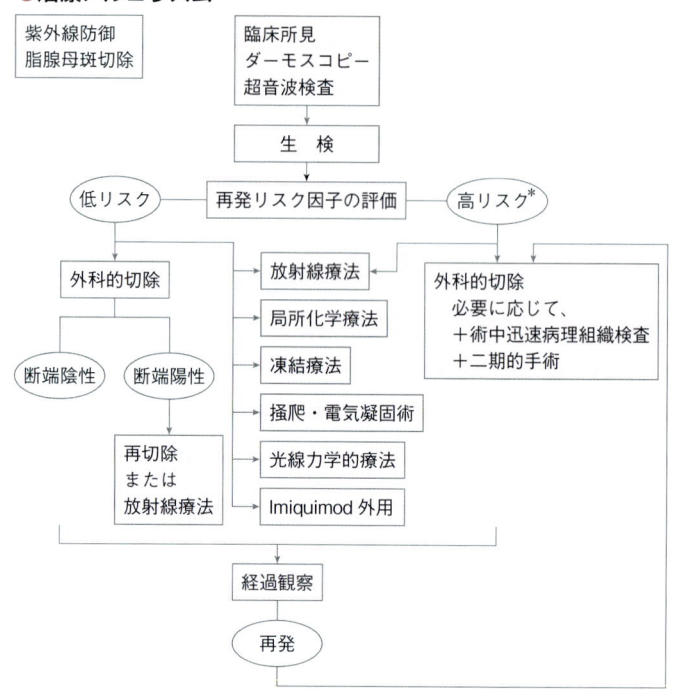

```
紫外線防御          臨床所見
脂腺母斑切除        ダーモスコピー
                    超音波検査
                        ↓
                      生 検
                        ↓
  低リスク ← 再発リスク因子の評価 → 高リスク*
     ↓                                  ↓
  外科的切除   → 放射線療法          外科的切除
     ↓          → 局所化学療法        必要に応じて、
断端陰性 断端陽性 → 凍結療法          ＋術中迅速病理組織検査
           ↓    → 掻爬・電気凝固術    ＋二期的手術
         再切除  → 光線力学的療法
         または  → Imiquimod 外用
         放射線療法
                        ↓
                     経過観察
                        ↓
                      再発
```

(日本皮膚科学会　皮膚悪性腫瘍ガイドライン 2007 より引用一部改変)

*高リスクの定義

部位／腫瘍径	高リスク部位（頬・前額以外の顔、外陰、手、足）で 6mm 以上
	中リスク部位（頬、前額、頭、頸部）で 10mm 以上
	低リスク部位（体幹、四肢）で 20mm 以上
再発歴	あり
組織型	斑状強皮症型、硬化型、浸潤型、微小結節型
神経周囲浸潤	あり

3. 皮膚悪性腫瘍

●外科切除マージン

高リスク定義にあてはまるもの	5〜10mm 以上
その他	4mm

Tips
- 上記マージンをとっても5%程度は断端陽性となる。
- 高リスク定義にあたる項目が多いほどマージンは多く取る。特に組織型において斑状強皮症型などは断端陽性となるリスクが増す。
- 断端陽性の確認のために術中迅速病理検査は有用である。

●外科切除以外の治療

	適応
放射線治療	腫瘍径が大きく十分な切除マージンが確保できない場合 外科切除の断端が陽性症例の追加治療
その他 (凍結療法、局所化学療法など)	低リスク部位の表在型や結節型の一部に有効な場合がある (適応が限られるため first choice とはし難い)

2）扁平上皮癌（有棘細胞癌）(SCC:Squamous Cell Carcinoma)

■病因と症状

表皮ケラチノサイトの悪性増殖による皮膚癌：基底層から発生する。慢性瘢痕性病変や前癌病変などの先行病変上に生ずることが多い。

しばしば所属リンパ節転移を生ずる。

■特徴

皮膚癌に占める割合	皮膚癌の中で基底細胞癌に次いで2番目に頻度が高い
人種差	白人に多く、有色人種でははるかに頻度は低い
発病年齢	中〜高齢者に多い
好発部位	露光部（顔面、手背など）
性差	男性に多い（白人では女性の2倍以上）
危険因子	・紫外線、放射線、慢性創（潰瘍、熱傷瘢痕など）、ウイルス感染（HPV、単純ヘルペスなど） ・免疫低下（AIDS患者、臓器移植患者）など
SCCの前癌病変	光線角化症、Bowen病、白斑症、カラトアカントーマ
転移	体幹病変：2〜5%、顔・四肢病変：10〜20% 所属リンパ節の他に、肺、肝、脳、皮膚などに血行性転移
再発率	高分化SCC：7%、未分化SCC：28%
生命予後	リンパ節転移例　5年生存率：35%

【文献】

・Gallangher RP, et al : Sunlight exposure, pigmenttion factors, and risk of nonmelanotic skin cancer. ll. Squamous cell carcinoma. Arch Dermatol 131 : 164-169, 1995

3. 皮膚悪性腫瘍

■TNM分類（UICC*, 2002）

T分類（原発巣）
T0：原発巣が見当たらないもの
Tis：carcinoma *in situ*
T1：最大径が2cm以下のもの
T2：最大径が2cm超で5cm以下のもの
T3：最大径が5cm超のもの
T4：皮膚以外の深部組織（軟骨、筋肉、骨など）へ侵入するもの

N分類（所属リンパ節）
N0：所属リンパ節転移のないもの
N1：所属リンパ節転移のあるもの

M分類（遠隔転移）
M0：遠隔転移のないもの
M1：遠隔転移のあるもの

Staging
病期Ⅰ：T1N0M0
病期Ⅱ：T2,3N0M0
病期Ⅲ：T4N0M0；anyTN1M0
病期Ⅳ：anyTanyNM1

* UICC：Union for Intrernational Cancer Control＝国際対がん連合

●Clarkのレベル分類

病理学的な腫瘍の深達度を示す。

腫瘍の深達度	
Level Ⅰ	表皮に限局
Level Ⅱ	乳頭層に浸潤
Lever Ⅲ	乳頭層を圧迫性に拡大
Level Ⅳ	網状層に浸潤
Level Ⅴ	皮下脂肪組織に浸潤

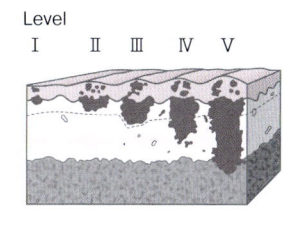

2 皮膚・軟部組織外科

■治療アルゴリズム

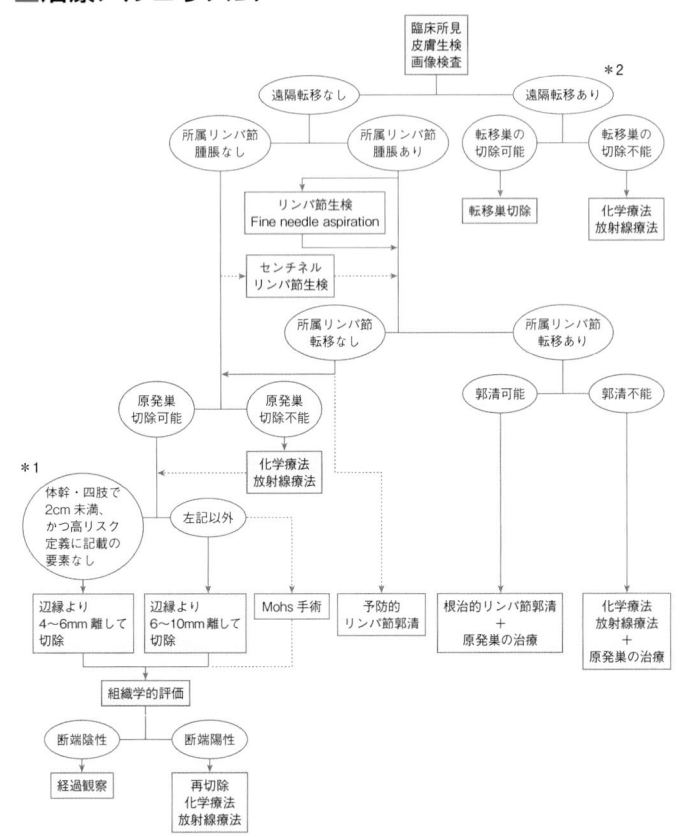

```
                          臨床所見
                          皮膚生検
                          画像検査
                              │
              ┌───────────────┴───────────────┐
          遠隔転移なし                      遠隔転移あり *2
              │                               │
      ┌───────┴───────┐              ┌────────┴────────┐
  所属リンパ節       所属リンパ節      転移巣の          転移巣の
  腫脹なし           腫脹あり          切除可能          切除不能
      │                │                 │                │
      │          リンパ節生検          転移巣切除      化学療法
      │          Fine needle                           放射線療法
      │          aspiration
      │                │
   センチネル
   リンパ節生検
      │
      ├────────────────┐
  所属リンパ節       所属リンパ節
  転移なし           転移あり
      │                │
  ┌───┴───┐        ┌───┴───┐
 原発巣   原発巣    郭清可能 郭清不能
 切除可能 切除不能
```

*1 体幹・四肢で2cm未満、かつ高リスク定義に記載の要素なし

- 辺縁より4〜6mm離して切除
- 辺縁より6〜10mm離して切除
- Mohs手術
- 予防的リンパ節郭清
- 根治的リンパ節郭清 ＋ 原発巣の治療
- 化学療法 放射線療法 ＋ 原発巣の治療
- 化学療法 放射線療法（原発巣切除不能）

組織学的評価
- 断端陰性 → 経過観察
- 断端陽性 → 再切除 化学療法 放射線療法

（日本皮膚科学会　皮膚悪性腫瘍ガイドライン 2007 より一部引用改変）

*1 高リスク定義…再発例、組織学的に未分化、adenoid（acantholytic）、adeno-squamous、desmoplastic type、神経血管浸潤あり、ClarkのレベルIV以上あるいは厚さ4mm以上、免疫抑制状態、放射線照射や慢性炎症が発生母地など。
*2 遠隔転移あり…原発巣、リンパ節転移に対しても適切な処置を検討する。

3)悪性黒色腫(Melanoma)

■病因と症状
●メラノサイトの悪性腫瘍

　黒色で辺縁不鮮明、色調に濃淡のある病変で、結節型（15～30％）、表在拡大型（70％）、末端部黒子型（白人：2～8％、他 35～60％）、悪性黒子型（4～10％）の4病型に分類される。

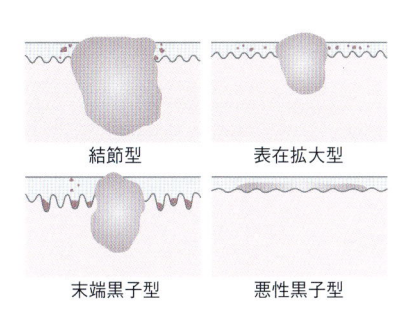

結節型　　　表在拡大型

末端黒子型　　悪性黒子型

・: 個別性の異型メラノサイト
● 異型メラノサイトの胞巣

	臨床所見の特徴
A	Asymmetry（不規則性）
B	Borderline irregularity（境界不明瞭）
C	Color variegation（色調多彩）
D	Diameter（直径 6mm 以上、拡大傾向）
E	Elevation of surface（表面隆起）

Tips
■転移能が高く、放射線や化学療法に対する反応性が悪い。

■特徴

人種差	白人：黒人＝1：10〜20
発病年齢	罹患者の50%が50歳以上
好発部位	露光部
性差	男性に比較的多い
家族歴	罹患者の10%に認める
危険因子	紫外線曝露（オーストラリア、ニュージーランドは多い）、免疫低下
MMの先行病変	先天性色素性母斑、悪性黒子、色素性乾皮症、青色母斑

【文献】
・Elwood JM, et al : Pigmentation and skin reaction to sun as risk factors for cutaneous melanoma : Western Canada Melanoma Study. Br Med J 288 : 99-102, 1984

■深達度の指標

Breslowの腫瘍深達度：病期分類のベースとなる。

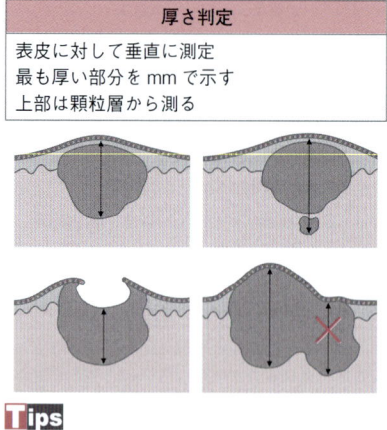

厚さ判定
表皮に対して垂直に測定
最も厚い部分をmmで示す
上部は顆粒層から測る

Tips
■一般に1mmを超えると予後が悪い。

3. 皮膚悪性腫瘍

■TNM分類（AJCC/UICC*, 2002）

T分類	T1～T4に関しては、潰瘍を伴わないものをa、潰瘍形成を認めるものをbと区分する
T0：原発巣が証明されないもの
Tis：真皮への浸潤が見られないもの（Melanoma in situ）
T1：厚さが1mm以下のもの
T2：厚さが1.01～2mmのもの
T3：厚さが2.01～4mmのもの
T4：厚さが4.01mm以上のもの

N分類
N0：所属リンパ節転移が見られないもの
N1：所属リンパ節転移を1個認めるもの
N1a：micrometastasis
N1b：macrometastasis
N2：所属リンパ節転移を2～3個認めるもの
N2a：micrometastasis
N2b：macrometastasis
N2c：リンパ節転移はないが、in-transit/衛星病巣があるもの
N3：4個以上のリンパ節転移、ないしリンパ節転移を伴うin-transit/衛星病巣

M分類
M0：遠隔転移を認めないもの
M1a：遠隔部位の皮膚、皮下、リンパ節に転移を見るもの。血清LDH正常
M1b：肺転移があるもの。血清LDH正常
M1c：他の臓器転移を認めるもの、ないし血清LDH上昇を伴う転移

* AJCC：Americal Joint Committee on Cancer staginc system
UICC：Union for International Cancer Control ＝国際対がん連合

Tips
- ■厚さは、Breslow's tumor thicknessに準じる（顆粒層最上層から腫瘍底面までの垂直距離）。
- ■micrometastasis：病理学的にリンパ節転移を認めたもの。
- ■macrometastasis：臨床的にリンパ節を触れ、病理学的に転移を証明した、あるいはリンパ節の皮膜を明らかに越えて浸潤していると判断されるもの。
- ■in-transit：原発巣と所属リンパ節の間に見られる病変。
- ■衛星病巣：原発巣の周囲2cm以内に見られる、独立した病変。

2 皮膚・軟部組織外科

■病期分類 （AJCC/UICC, 2002）

臨床病期[*1]				病理学的病期[*2]			
0	Tis	N0	M0	0	Tis	N0	M0
IA	T1a	N0	M0	IA	T1a	N0	M0
IB	T1b	N0	M0	IB	T1b	N0	M0
	T2a	N0	M0		T2a	N0	M0
IIA	T2b	N0	M0	IIA	T2b	N0	M0
	T3a	N0	M0		T3a	N0	M0
IIB	T3b	N0	M0	IIB	T3b	N0	M0
	T4a	N0	M0		T4a	N0	M0
IIC	T4b	N0	M0	IIC	T4b	N0	M0
IIIC	any T	N1-3	M0	IIIA	T1a-4a	N1a-2a	M0
				IIIB	T1a-4a	N1b、2b、2c	M0
					T1b-4b	N1a、2a、2c	M0
				IIIC	T1b-4b	N1b-2b	M0
					any T	N3	M0
IV	any T	any N	M1	IV	any T	any N	any M1

[*1] 臨床病期分類…原発巣の（顕微鏡による）pT分類と転移部位の臨床的・画像的評価から構成される。通常、原発巣を全摘した後、局所リンパ節転移および遠隔転移を臨床的に評価したうえで臨床病期が決定される。なお、臨床病期分類では病期IIIの亜病期分類は存在しない。

[*2] 病理学的病期分類…原発巣の（顕微鏡による）pT分類と所属リンパ節の摘出（センチネルリンパ節生検を含む）もしくはリンパ節郭清後に得られる病理組織学的情報によって決定される。ただし、病理学的病期が0期またはIA期の患者については、リンパ節の病理組織学的評価を必要としない。

【文献】
・Balch CM, et al : Final version of the American Joint Committee on Cancer staging system for cutaneous melanoma. J Clin Oncol 19 : 3635-3648, 2001

3. 皮膚悪性腫瘍

■治療
●治療アルゴリズム

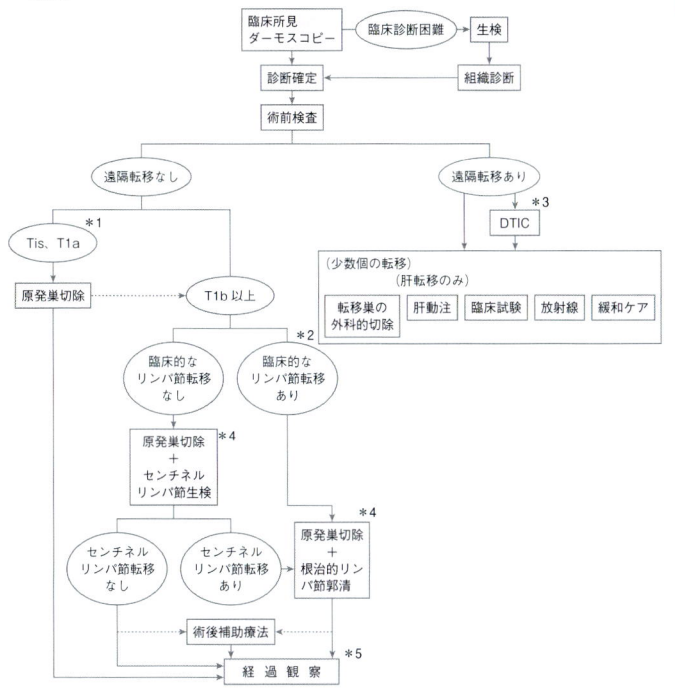

```
臨床所見        → 臨床診断困難 → 生検
ダーモスコピー
     ↓                            ↓
   診断確定 ←――――――――――――― 組織診断
     ↓
   術前検査
     ↓
  ┌──┴──┐
遠隔転移なし         遠隔転移あり
                         ↓ *3
                        DTIC
```

(少数個の転移)
(肝転移のみ)
転移巣の外科的切除 / 肝動注 / 臨床試験 / 放射線 / 緩和ケア

遠隔転移なし:
- *1 Tis, T1a → 原発巣切除
- T1b以上 → *2
  - 臨床的なリンパ節転移なし → 原発巣切除 + センチネルリンパ節生検 *4
    - センチネルリンパ節転移なし
    - センチネルリンパ節転移あり → 原発巣切除 + 根治的リンパ節郭清 *4
  - 臨床的なリンパ節転移あり → 原発巣切除 + 根治的リンパ節郭清 *4
- 術後補助療法 → 経過観察 *5

(日本皮膚科学会 皮膚悪性腫瘍ガイドライン 2007 より引用改変)

*1 Tis…Melanoma *in situ*(上皮内黒色腫)病。
   T1a…Tumor thickness 1mm 以下、潰瘍なし、レベルⅢ以下のすべての条件を満たす原発巣。
*2 T1b 以上…Tumor thickness 1mm 超、あるいは潰瘍あり、あるいはレベルⅣ以上の原発巣。
*3 原発巣に対しても必要に応じて適切な処置を施行する。
*4 理学的所見ならびに画像検査による評価。
*5 遠隔転移あり…遠隔転移を生じてきたら、「遠隔転移あり」の項へ進む。

●化学療法

DAV 療法…ダカルバジン、塩酸ニムスチン、硫酸ビンクリスチンの 3 剤併用療法

DAV-feron 療法…DAV 療法にインターフェロン β を併用した治療

2 皮膚・軟部組織外科

●局所再発と生命予後

再発： 局所再発はたいてい、術後3～5年以内に原発巣の5cm内で生じる。原因は初回手術時の病巣の取り残しがほとんどである。

生命予後： ステージ分類とよく相関する。

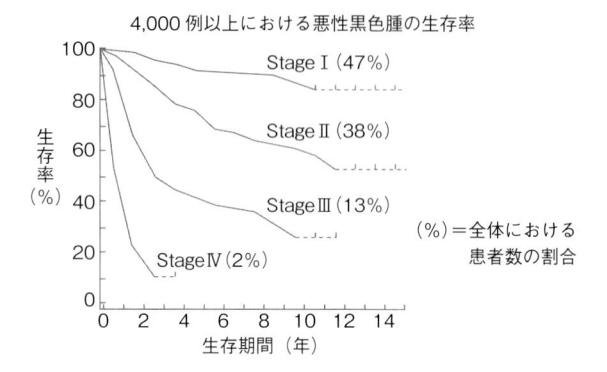

4,000例以上における悪性黒色腫の生存率

(%)＝全体における患者数の割合

〔文献〕

・Stadelmann WK, et al : Prognostic clinical and pathologic features. In Cutaneous Melanoma (3rd ed), edited by Balch CM, et al, Quality Medical Publishing, St Louis, 1998

2 皮膚・軟部組織外科

4. 血管腫・血管奇形

■分類

血管腫	血管奇形
Infantile hemangioma 　（IM：幼児血管腫） Congenital hemangioma 　（CM：先天性血管腫） その他血管腫瘍 　（Kaposiform hemangioendothelioma, 　　Tufted angioma, etc.）	Capillary malformation 　（CM：単純性血管腫） Venous malformation 　（VM：静脈奇形） Lymphatic malformation 　（LM：リンパ管腫） Arteriovenous malformation 　（AVM：動静脈奇形） その他混合型 CAVM、CVM、LVM、CLVM など

（ISSVA：International Society for the Study of Vascular Anomalies 分類、1996 年 Rome workshop より引用一部改変）

Tips
■血管腫と血管奇形を明確に区別した分類。
■従来の苺状血管腫は IM、海綿状血管腫や筋肉内血管腫はそのほとんどが VM に属す。

■血管腫と血管奇形の違い

	血管腫 （Infantile hemangioma）	血管奇形
発生年齢	・新生児、小児 ・最も頻度が高い小児良性腫瘍 　（約 10％）	全年齢
経過	・増殖し、後に消退	年齢とともにゆっくり増大
性差（男：女）	3：1	1：1
病理組織学的所見	内皮細胞の過形成・腫瘍性増殖	先天性の血管構造形成異常であり、腫瘍ではない

【文献】
・Mulliken JB et al：Hemangiomas and vascular malformations in infants and children；A classification based on endothelial characteristics. Plasf Reconstr Surg 69：412-420, 1982

■血管奇形の種類と特徴

種類	特徴
Capillary malformation（単純性血管腫）	・新生児の0.3% ・性差（男：女） 1：3（女性に多い） ・顔（三叉神経領域）に多い（80%）
Venous malformation（静脈奇形）	・発生率：1〜4% ・スポンジ様で青紫色 ・成人では下肢静脈瘤が最多 ・患部の挙上で軽快 ・思春期や妊娠で増悪（ホルモンの影響を受ける）
Lymphatic malformation（リンパ管腫）	・柔らかく、圧迫で縮小 ・骨の過成長をしばしば伴う ・静脈奇形とよく合併する ・易感染性・創部治癒力が低い
Arteriovenous malformation（動静脈奇形）	・毛細血管を介さない動静脈の吻合異常 ・頭頸部・四肢に好発 ・発症時期は様々 ・病変部に拍動を触れる ・盗血・鬱血により疼痛・潰瘍・出血・感染などを生じ、大型病変では高拍出性心不全を来たすことがある ・血管造影：病巣の構造と血流状態を把握できる

■治療

治療法	血管腫（効果）	血管奇形（効果）
薬剤療法（ステロイド、インターフェロン、シクロフォスファミドなど）	＋＋＋	＋／−
レーザー（FPDL*、Nd-YAGなど）	＋	CM＋＋＋
外科的治療	＋＋	＋＋ （塞栓術との併用もある）
直接穿刺による硬化療法	−	VM & LM＋＋＋、AVM＋
動脈選択塞栓術	＋／− （肝血管腫、心不全を伴う血管腫）	AVM＋＋＋、VM＋／−

*FPDL…Flashlamp Pulsed Dye Laser

Tips
- 血管奇形の治療方針上は、血行動態的に影響の大きい動脈関与の有無により low-flow type および high-flow type に分けると考えやすく、high-flow type には塞栓術が適応となる。
- 塞栓術はナイダスまたは動静脈瘻の短絡部の閉鎖を目的とする。安易な流入動脈の結紮や塞栓などは側副路を生じる。

■血管腫を伴う症候群

名称	特徴
Kasabach-Merritt 症候群	・巨大血管腫、血小板減少、全身性紫斑の3徴 ・腫瘍内で出血—凝血—血小板消費を繰り返し、時に DIC を引き起こす
Maffucci 症候群	・多発性内軟骨腫、多発性血管腫（また静脈性血管奇形） ・約30％の内軟骨腫は悪性化 ・まれな遺伝疾患（遺伝形式は不明）
von Hippel-Lindau 病	・血管芽腫（網膜、中枢神経）に腎・膵・肝などの囊胞を合併 ・網膜血管腫はしばしば初発症状となり失明の原因になる ・40％に腎癌合併

■ポートワイン斑 (Capillary malformation) を伴う症候群

名称	特徴	シェーマ
Sturge-Weber syndrome	・顔面三叉神経領域のポートワイン斑、脳髄膜の血管腫、緑内障（ときに牛眼） ・てんかん発作 ・精神遅滞あり	
Klippel-Trenaunay syndrome	・ポートワイン斑とリンパ管静脈奇形（CLVM）、同側肢の骨・軟部組織肥大	
Parks-Weber 症候群	・Klippel-Trenaunay syndrome に動静脈奇形 AVM を合併したもの（CAVM）	

2 皮膚・軟部組織外科

5. 熱傷

■診断

●熱傷面積の算定

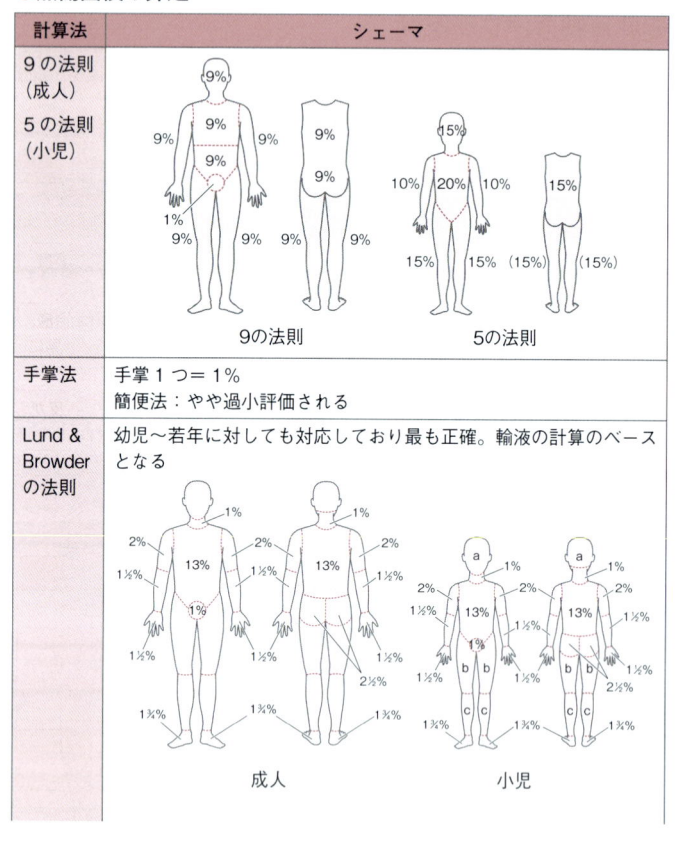

計算法	シェーマ
9の法則（成人） 5の法則（小児）	9の法則／5の法則
手掌法	手掌1つ＝1％ 簡便法：やや過小評価される
Lund & Browderの法則	幼児〜若年に対しても対応しており最も正確。輸液の計算のベースとなる 成人／小児

48

5. 熱傷

小児　成長段階によって影響される体表面積の相対的な割合
(% BSA)

体の部分	0歳	1歳	5歳	10歳	15歳
a　頭部の1/2	9 1/2	8 1/2	6 1/2	5 1/2	4 1/2
b　一側の大腿部の1/2	2 3/4	3 1/4	4	4 1/4	4 1/2
c　一側の下腿部の1/2	2 1/2	2 1/2	2 3/4	3	3 1/4

●熱傷深度と特徴

深度	障害皮膚	臨床所見	治療
I度	表皮	発赤＋、疼痛＋、水疱形成−	2〜3日、瘢痕なく治癒
II度　浅達性（SDB）	真皮浅層	疼痛＋＋、水疱形成＋	1〜2週、軽度瘢痕治癒
深達性（DDB）	真皮深層	疼痛＋〜±、水疱形成±	3〜4週、瘢痕治癒、感染の併発で容易にIII度に移行
III度	皮膚全層	疼痛−、白く乾燥、水疱形成−	1カ月以上、植皮が必要

●重傷度の判定

Artsの基準

	条件
重傷熱傷 （特定の医療機関での集中治療が必要）	II度熱傷：30％以上 III度熱傷：10％以上 気道熱傷の合併 軟部組織損傷・骨折の合併 ショック症状のあるもの
中等度熱傷 （一般病院での入院加療が必要）	II度熱傷：15〜30％ III度熱傷：2〜5％
軽傷熱傷 （一般外来で治療が可能）	II度熱傷：15％未満 III度熱傷：2％未満

Burn index
　II度熱傷面積（％）× 1/2 ＋ III度熱傷面積（％）
　（10〜15以上で重傷：全身管理を要する）

●全身熱傷経過

熱傷ステージ	病態
ショック期 (〜48時間)	毛細血管透過性の亢進→血漿タンパクなど血漿成分が血管外へ漏出→循環血液量の減少→ショック (成人では熱傷面積20%以上、幼少児では10%以上で発症する危険が高い)
離脱期 (48時間〜7日)	血漿成分が血管内に戻る→循環血液量の急激な回復→利尿 (心不全や肺水腫に陥るリスクup)
感染期 (1〜3週間)	免疫系の異常・低栄養→易感染性 (敗血症や肺炎などの重大な感染症のリスクup)

■管理治療
●輸液管理

	受傷〜24時間	24〜48時間
Baxter法	乳酸加リンゲル 4ml × 熱傷面積(%) × 体重(kg)	
投与法	最初の8時間で1/2、次の8時間で1/4、次の8時間で1/4を点滴	初日量の1/2量の点滴

その他	特徴	適応
Galveston法	体表面積を基準とする ハイドロコロイドを初期から投与する	小児
HLS法	高張乳酸化Na溶液を使用 輸液量を減らせるため浮腫や心臓の負担が少ない	老人・重傷熱傷

Tips
■基本的には小児はwet side、老人にはdry sideで管理を行う。

●栄養管理
Curreriの式(熱傷面積≧50%では＝50%とする)

成人	25kcal × 体重 + 40kcal × 熱傷面積(%)
小児	60kcal × 体重 + 35kcal × 熱傷面積(%)

Tips
■腸管イレウス、Curling潰瘍、腸管由来感染の予防のため、受傷後早期より可能な限りIVHではなく経腸栄養を心がける。

5. 熱傷

●減張切開

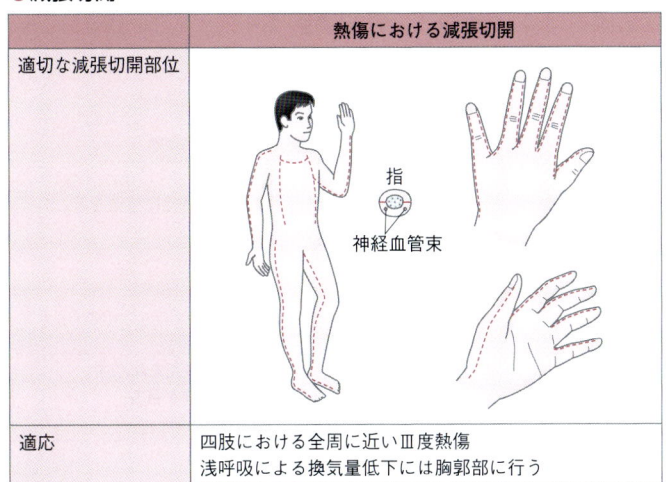

	熱傷における減張切開
適切な減張切開部位	(図: 全身・指・手の減張切開線、指の神経血管束)
適応	四肢における全周に近いⅢ度熱傷 浅呼吸による換気量低下には胸郭部に行う

Tips

■減脹切開は適応を見て必要なら迷わず早期に行う。

【文献】
・Lynch JB : Plastic surgery, Grabb WC & Smith JW (3rd), pp453-443, Little Brown, Boston, 1979

●外科的デブリードマン

手法	利点	欠点
Tangential excision (接線切除)	できるだけ多くの健常組織が温存される	手術時間が長く、出血が多い
	整容的・機能的に優れる (手背のDDBが最も良い適応)	切除深度の判定が難しい
Subfascial excision (筋膜上切除)	手術時間が短く、出血が少ない	整容的に劣る
	切除深度の判定が容易	組織欠損が大きく、機能障害が生じやすい

■全身熱傷に伴う主な合併症

主な合併症：肺炎、急性腎不全、Curling 潰瘍、腸管イレウス、Burn wound sepsis

Curling 潰瘍	・熱傷時のストレス潰瘍 ・穿孔はまれ ・年齢性別とは無関係 ・H2 receptor antagonist の投与が有効
Burn wound sepsis	・1cm^2 当たり 10^5 個以上の菌量 ・局所だけでなく腸管由来から血行性に感染を起こし、周囲健常組織にも菌が侵入する

■特殊熱傷

●化学熱傷

化学熱傷	酸は乾燥性壊死、アルカリは湿性壊死を起こす 大量の水で長時間洗浄：6〜12 時間を目安 原則として中和剤は用いない
特別な処置を要する化学熱傷	
フッ化水素	猛毒性強酸 グルコン酸カルシウムの皮下注
フェノール	無痛性深達潰瘍を起こしやすい エチルアルコールでの洗浄
クロム酸	猛毒性で皮膚から早期に吸収 障害組織の早期デブリードマン 広範囲または治療開始が遅れた場合、血液透析

●その他

	特徴
気道熱傷	・顔面熱傷と口腔鼻粘膜の熱傷を認めれば疑う ・診断は気管支ファイバースコープが最もよい ・一般に喉頭浮腫は 3〜4 日で消退する
顔面熱傷	・眼瞼と口唇は早期に植皮を行う ・基本的には開放療法がよい
手の熱傷	・手背の熱傷：PIP 関節レベルの伸筋腱の損傷からボタンホール変形を生じやすい。そのため手は intrinsic plus position として早めに植皮を行う ・手掌熱傷：小児に多い。保存治療を原則とする
会陰熱傷	載石位での skeletal suspension を行うと排便管理に有用である
電撃傷	・死因としては心室細動が多い ・直流よりも交流の方が心室細動を起こしやすい

3 頭蓋顎顔面外科

1. 先天性顔面形態異常
2. 顎口腔手術と顎変形症
3. 顔面神経麻痺

3 頭蓋顎顔面外科

1. 先天性顔面形態異常

1）口唇口蓋裂

■発生
●一次口蓋と二次口蓋
一次口蓋（primary palate）：口唇、歯槽突起、切歯孔より前方の口蓋
二次口蓋（secondary palate）：切歯孔より後方の口蓋（軟口蓋含む）

●顔面の発生過程

	4週	～7週	～8週
顔面の発生	前頭鼻突起 （前脳の間葉から）	→	鼻背、鼻尖部
		→ 内側鼻隆起 →	上口唇正中、外鼻正中、上顎顎間部、鼻中隔
		→ 外側鼻隆起 →	外鼻外側、鼻翼
	上顎突起 （第一鰓弓から、左右一対）	→	上口唇側方部
	下顎突起 （第一鰓弓から、左右一対）	→	下口唇、下顎
シェーマ	〈4週〉前面鼻突起、口窩、上顎突起、下顎突起		

54

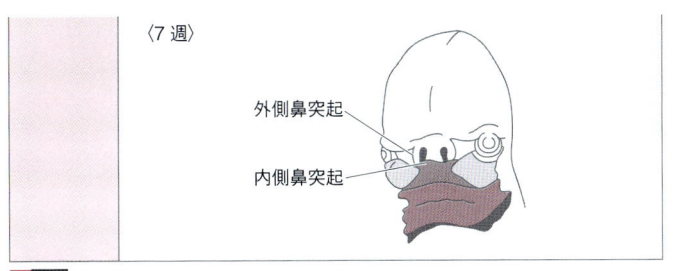

1. 先天性顔面形態異常

〈7週〉

外側鼻突起
内側鼻突起

Tips
■口唇裂は内側鼻隆起と上顎突起の癒合（fuse）の失敗から生じる一次口蓋の形成異常。

	5〜12週
二次口蓋の発生	上顎突起（第一鰓弓から、左右一対）→外側口蓋突起（正中で癒合）→二次口蓋
シェーマ	〈7.5週〉 鼻中隔　鼻腔　一次口蓋　眼 口腔 舌　外側口蓋突起 〈10.5週〉 切歯孔 癒合した外側口蓋突起

Tips
■口唇（口蓋）裂と単独の口蓋裂は発生的に区別される。

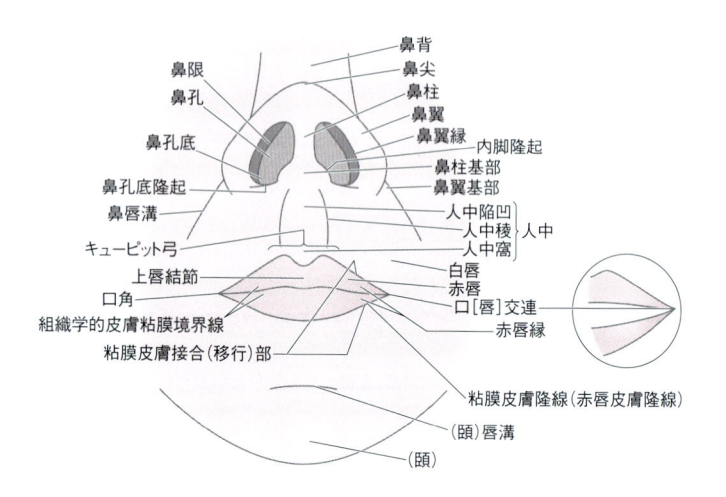

3 頭蓋顎顔面外科

■解剖
●正常口唇

ラベル: 鼻背、鼻尖、鼻柱、鼻翼、鼻翼縁、内脚隆起、鼻限、鼻孔、鼻孔底、鼻柱基部、鼻翼基部、鼻孔底隆起、鼻唇溝、人中陥凹、人中稜、人中、キューピット弓、上唇結節、白唇、赤唇、口角、口[唇]交連、組織学的皮膚粘膜境界線、赤唇縁、粘膜皮膚接合(移行)部、粘膜皮膚隆線(赤唇皮膚隆線)、(頤)唇溝、(頤)

●口唇裂

	正常	片側口唇裂	両側口唇裂
口輪筋走行	口輪筋浅層／口輪筋深層		両側完全口唇裂では中間唇に筋体は存在しない
口輪筋機能	深層：口すぼめ、左右口角に連続、赤唇深部			
	浅層：口唇外反、Cupid's bow を形成、白唇浅部			

1. 先天性顔面形態異常

●口蓋裂

	正常	口蓋裂
軟口蓋の筋走行	鉤状突起 口蓋帆張筋 口蓋帆挙筋 口蓋垂筋	鉤状突起 口蓋帆張筋 口蓋帆挙筋
特徴	・鼻咽腔閉鎖機能では、口蓋帆挙筋が最も重要な作用を持っている ・大部分の口蓋・咽頭筋は迷走神経の支配を受けているが、口蓋帆張筋のみが三叉神経に支配される ・硬口蓋の知覚は大口蓋神経、軟口蓋の知覚は小口蓋神経が司っている	

●唇裂鼻

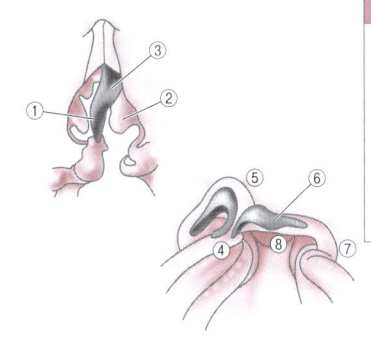

特徴
①鼻中隔の健側変位
②患側下鼻甲介の肥大
③鼻中隔後方の患側突出
④鼻柱の短縮と健側変位
⑤鼻尖の健側変位と患側低位
⑥外側鼻軟骨の扁平化と尾側変位
⑦鼻翼基部の外側尾側後方への変位
⑧患側鼻前庭部の lining 不足

3 頭蓋顎顔面外科

■疫学
●発生率

	発生率	男女比	左右差
口唇（口蓋）裂	東洋人　2.1：1,000 白人　　　1：1,000 黒人　　0.4：1,000	2：1　男＞女	6：3：1　左＞右＞両側
	・東洋人に多い ・黒人に少ない	男に多い	・左が多い ・両側唇裂は全体の10%以下
口蓋裂（単独）	0.5：1,000	1：2　男＜女	
	人種差なし	女に多い	

●家系罹患リスク

家系罹患リスク	第1子罹患リスク	第1子が口唇口蓋裂だった場合の第2子罹患リスク
両親正常	約0.2%	約5%
片親が口唇口蓋裂	約2%	約17%

●他の先天異常合併頻度

	口唇裂	口唇口蓋裂	口蓋裂	粘膜下口蓋裂
他の先天異常の合併頻度	3%	7%	19%	37%
	口唇裂＜口唇口蓋裂＜口蓋裂＜粘膜下口蓋裂　の順に増加する			

【文献】
・伊藤芳憲：唇裂・口蓋裂における合併奇形. 昭和医学会雑誌 45巻3号：339-351, 1985

■治療
●手術時期とプロトコール

	口唇形成	口蓋形成チュービング	言語訓練	歯科矯正	顎裂骨移植	口唇鼻形成
口唇裂	3カ月					12歳〜
口唇顎裂	3カ月			5歳〜	6〜8歳	12歳〜
口唇顎口蓋裂	3カ月	1歳6カ月	3歳	5歳〜	6〜8歳	12歳〜
口蓋裂		1歳6カ月	3歳			

1. 先天性顔面形態異常

●術式：片側口唇裂

現在は Millard 法に代表される Rotation advancement 法と Randall-Tennison 法に代表される三角弁法の２つが主流となっている。

Rotation advancement法

Millard　　Noordhoff　　Mohler

Onizuka　　Mulliken

三角弁法

Randall-Tennison　　Fisher

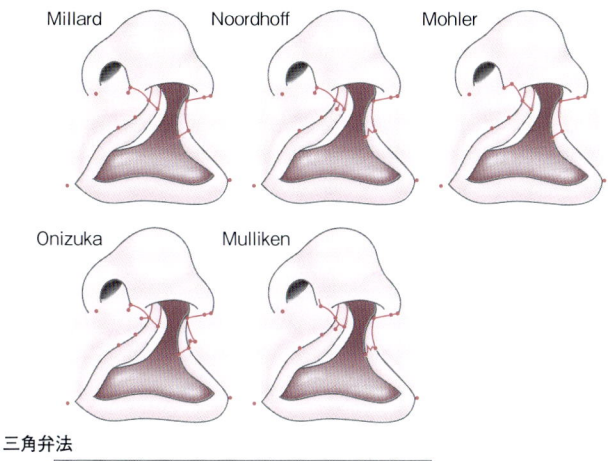

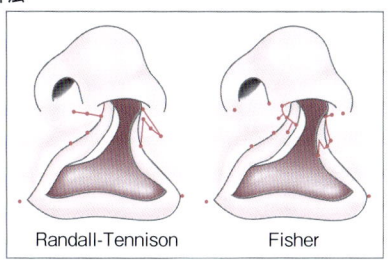

（Sitzman TJ, et al：Current surgical practices in cleft care；Unilateral cleft lip repair. Plast Reconstr Surg 121：261e-270e. 2008 より引用一部改変）

3 頭蓋顎顔面外科

●北米における片側唇裂術式の現状

Rotation advancement 変法（38%）
- Nordhoff 法（赤唇三角弁）：変法中 25%
- Mohler 法：変法中 21%
- Onizuka 法（白唇小三角弁）：変法中 11%
- Mulliken 法：変法中 3%

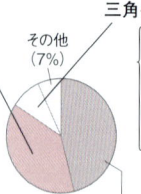

その他（7%）

三角弁法（9%）
- Randall-Tennison 法：三角弁法中 48%
- Fisher（Anatomic subunit）法：三角弁法中 28%

Rotation advancement Millard法（46%）

【文献】
・Sitzman TJ, et al：Current surgical practices in cleft care；unilateral cleft lip repair. Plast Reconstr Surg 121：261e-270e, 2008

●術式：両側口唇裂

術式	中間唇赤唇の使用	手術回数	特徴
Brauer 法	+	2段階	2段階手術とすることで前方へ突出した中間顎をコントロールし、容易な口唇の閉鎖を狙ったもの
Skoog 法	+	2段階	中間唇外側弁を鼻柱基部に挿入することで鼻柱を延長させる。そのため鼻柱の瘢痕は目立ちやすい。2つの三角弁を用いる

1. 先天性顔面形態異常

Manchester法	＋	1段階	
			直線法の一つ。中間唇の外側赤唇部を利用して上唇結節を再建する。正中唇赤唇部が外側より赤くなりやすい。歯肉唇溝が浅くなりやすい
Veau法	−	1段階	
			直線法の一つ。中間唇赤唇は歯肉唇溝に使用して、口唇の再建には使用しない。両側の外側赤唇を中央で縫合してCupid's bowを作成する。以下のMillard法やMulliken法も同様
Millard法	−	1段階	
			中間唇外側弁を切除せず鼻孔底にバンクして、後の鼻柱延長（Forked flap）の時に利用する
Mulliken法	−	1段階	
			人中となる中間唇白唇の幅を狭くデザインして術後の人中幅の広がりを予防する

3 頭蓋顎顔面外科

3 頭蓋顎顔面外科

●術式：両側口唇裂の術後変形

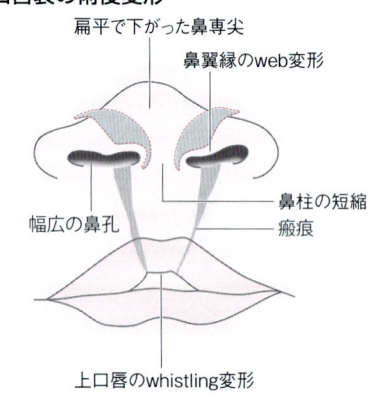

- 扁平で下がった鼻尖
- 鼻翼縁のweb変形
- 鼻柱の短縮
- 幅広の鼻孔
- 瘢痕
- 上口唇のwhistling変形

●術式：修正術―鼻柱の延長法

鼻柱延長手術	特徴
Cronin法	図の切開と剥離によって内方に鼻翼基部を回転させながら引き寄せて鼻柱を延長させる方法 欠点：延長効果は限られる
Forked flap法	白唇部瘢痕を含み鼻柱基部につなげる皮弁で鼻柱を延長させる方法。延長効果は高い 欠点：鼻柱の瘢痕が目立ちやすい

1. 先天性顔面形態異常

V-Y advancement 法	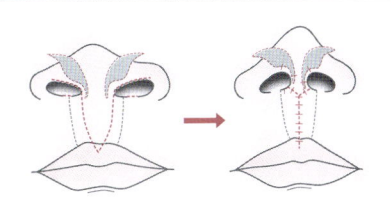 白唇部正中に V 字型皮弁を作成挙上して鼻柱を延長させる方法。延長効果は高い 欠点：白唇中央に瘢痕が生じる。上口唇がタイトなケースでは将来 Abbe flap による上口唇再建が必要となる

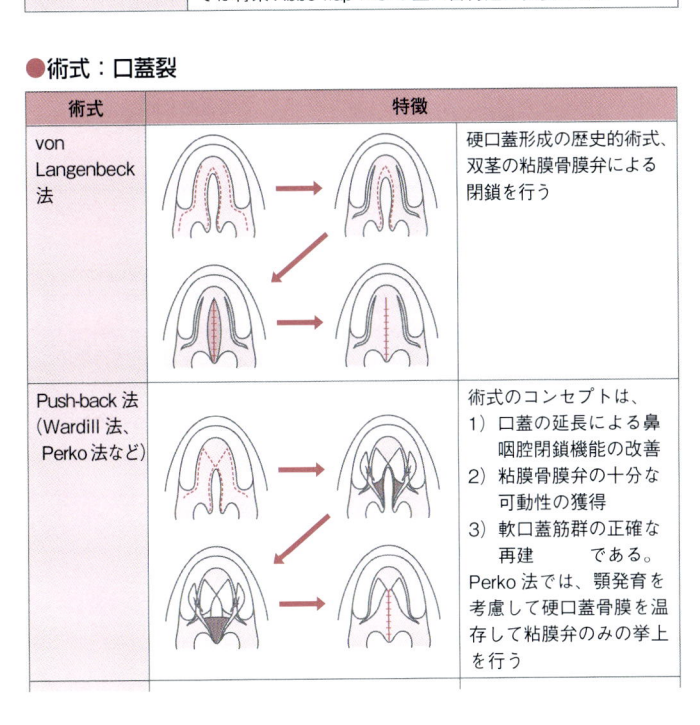

●術式：口蓋裂

術式		特徴
von Langenbeck 法		硬口蓋形成の歴史的術式、双茎の粘膜骨膜弁による閉鎖を行う
Push-back 法 （Wardill 法、Perko 法など）		術式のコンセプトは、 1）口蓋の延長による鼻咽腔閉鎖機能の改善 2）粘膜骨膜弁の十分な可動性の獲得 3）軟口蓋筋群の正確な再建　である。 Perko 法では、顎発育を考慮して硬口蓋骨膜を温存して粘膜弁のみの挙上を行う

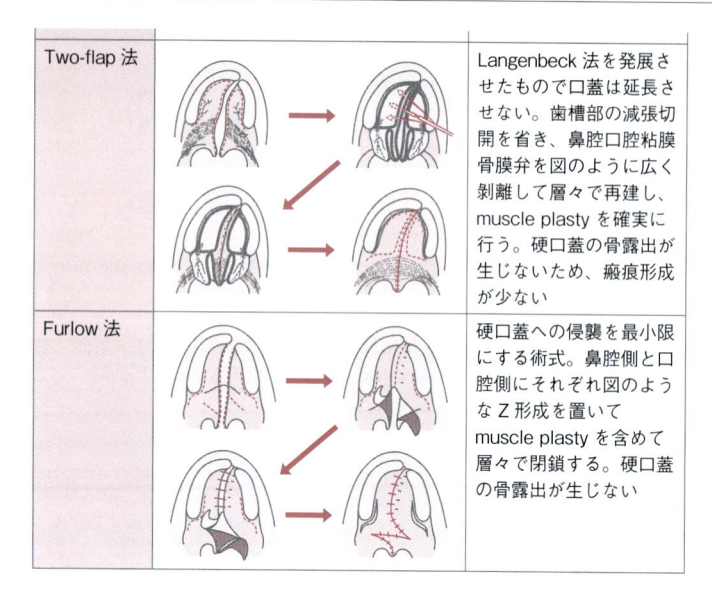

Two-flap 法		Langenbeck 法を発展させたもので口蓋は延長させない。歯槽部の減張切開を省き、鼻腔口腔粘膜骨膜弁を図のように広く剥離して層々で再建し、muscle plasty を確実に行う。硬口蓋の骨露出が生じないため、瘢痕形成が少ない
Furlow 法		硬口蓋への侵襲を最小限にする術式。鼻腔側と口腔側にそれぞれ図のような Z 形成を置いて muscle plasty を含めて層々で閉鎖する。硬口蓋の骨露出が生じない

■鼻咽腔閉鎖機能不全 (VPI : Velopharyngeal Incompetence)
●口蓋裂術後の鼻咽腔閉鎖機能

	手術のみで acceptable	言語訓練の追加で acceptable	二次的手術を要する
成績	70〜80%	10〜15%	10〜30%

1. 先天性顔面形態異常

●鼻咽腔閉鎖に関わる筋肉

筋の種類	起始	停止	支配神経／作用	シェーマ
口蓋帆挙筋 (Lefator veli palatini)	側頭骨錐体部	軟口蓋中1/3	IX、X 軟口蓋の挙上と後方移動（対側とmuscle slingを形成）	口蓋裂の軟口蓋周囲筋群
上咽頭収縮筋 (Superior pharyngeal constrictor)	咽頭後壁正中	内側翼突板	X 咽頭後〜側壁の運動（嚥下時に咽頭後壁にPassavant隆起を形成）	
口蓋咽頭筋 (Palatopharyngeus)	咽頭後側壁	軟口蓋	X 咽頭側壁の運動	
口蓋帆張筋 (Tensor veli palatini)	耳管膜様壁	翼突鈎	V 耳管の開口	正常な軟口蓋周囲筋群
口蓋垂筋 (Muscle of uvula)	軟口蓋後方	口蓋垂	X 口蓋垂の挙上と短縮	
口蓋舌筋 (Palatoglossus muscle)	舌	軟口蓋前方	X 口蓋の引き下げ	

Tips
- 鼻咽腔閉鎖機能には口蓋帆挙筋、上咽頭収縮筋、口蓋咽頭筋の3つが重要である。
- 上記筋群のなかで口蓋帆張筋のみが三叉神経支配を受けている。他はすべて迷走神経支配である。

●VPI 評価

下記に臨床症状を加味して治療方針を決める。

VPI の評価	
言語評価	
共鳴異常の有無の確認	鼻咽腔閉鎖機能不全による開鼻声
構音の異常の有無の確認	声門破裂音、咽頭破裂音、咽頭摩擦音の有無
側面セファログラム	安静時と"-ee"の発声時における軟口蓋と咽頭後壁の距離の比較
多方向ビデオフルオロスコピー	経鼻的に注入した造影剤の嚥下状況を3方向から撮影し、鼻咽腔閉鎖時の形状を評価
鼻咽腔内視鏡	軟口蓋および咽頭後側壁の動きを直視的に観察

【文献】
・Johns D, et al : Velopharyngeal incompetence ; A guide to clinical evaluation. Plast reconstr surg 112 : 1890-1897, 2003

●治療

言語訓練、スピーチエイド
上記で成績不良なら手術を考慮する。

VPIに対する二次手術	適応
再口蓋形成術 　　Re-push back 法 　　Furlow 法	軟口蓋が短く、軟口蓋—咽頭後壁間距離がそれほど大きくなく、初回手術で口蓋筋の形成が不十分と思われる場合
咽頭弁形成術	軟口蓋の動きが悪く、再口蓋形成では良好な結果が得られないと思われる場合。咽頭側壁の動きがよい症例ではよい結果が得られやすい

咽頭弁形成術（上方茎）

Tips

■5歳くらいまでに二次手術を行うのが一般的（若年のほうが正常な構音の獲得率が高い）。

【文献】
・Witt P : Velopharyngeal insufficiency. Plastic surgery ; Indications, Operations, and Outcomes. edited by Auchauer B, et al, St Louis, Mosby, 2000

1. 先天性顔面形態異常

2) 頭蓋縫合早期癒合症

■正常頭蓋

●頭蓋縫合と泉門の閉鎖時期

	閉鎖時期	シェーマ
前頭縫合（Metopic）	2歳	
冠状縫合（Coronal）	24歳	
矢状縫合（Sagittal）	22歳	
人字縫合（Lambdoid）	26歳	
大泉門	9〜12カ月	
小泉門	3〜6カ月	

●頭蓋成長

頭囲は生後1年で1.5倍、脳重量は生後1年で2.5倍になる。

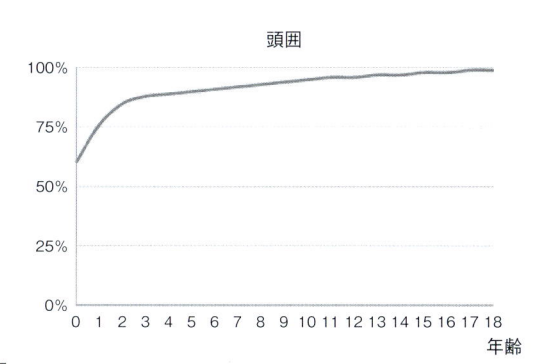

Tips
■頭囲：生後1年で1.5倍
■脳重量：生後1年で2.5倍

3 頭蓋顎顔面外科

■頭蓋縫合早期癒合症

	頭蓋縫合早期癒合症		
疫学	白人　1：1,000〜2,000 日本人1：100,000 日本人には少なく、欧米人に多い		
画像診断	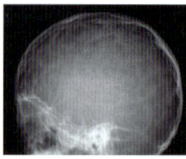 〈単純X線〉 指圧痕 Finger printing sign	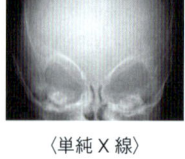 〈単純X線〉 Harlequeen sign （蝶形骨大翼の急峻な立ち上がり）	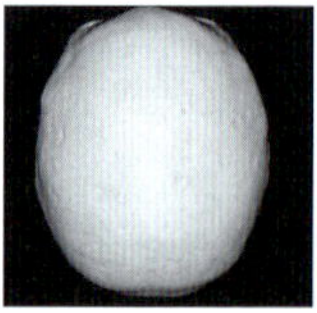 〈CT〉 頭蓋縫合線の消失
	脳圧亢進による	頭蓋底縫合線の早期癒合による	病変頭蓋縫合の早期癒合による

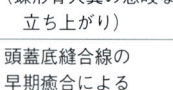

■種類

●Non-syndromic craniosynostosis

	形態名	割合
両側冠状縫合早期癒合症 (Bicoronal synostosis)	短頭症 (Brachycephaly)	20%
片側冠状縫合早期癒合症 (Unicoronal synostosis)	斜頭症 (Anterior plagiocephary)	20%
矢状縫合早期癒合症 (Sagittal synostosis)	長頭症 (Scaphocephaly)	50%
前頭縫合早期癒合症 (Metopic synostosis)	三角頭蓋 (Trigonocephaly)	10%
人字縫合早期癒合症 (Lambdoidal synostosis)	斜頭症 (Posterior plagioncephaly)	＞3%
多縫合早期癒合症 (Multiple synostosis)	尖頭症 (Oxycephary)	

1. 先天性顔面形態異常

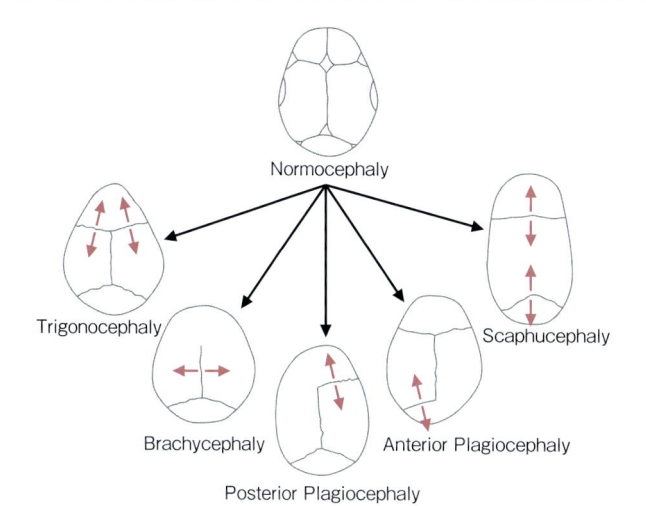

早期癒合した縫合による頭蓋変形のパターン(Virchow の病因論によるもの)

3 頭蓋顎顔面外科

●Syndromic craniosynostosis（代表例）

種類（遺伝形式）	顔貌特徴	指趾変形（合指趾、短指趾、斜指趾など）
Crouzon症候群（AD）	眼球突出、眼窩離開、V字型斜視、中顔面低形成	なし
Apert症候群（AD）	眼球突出、前額骨欠損、巨頭症、中顔面低形成、ニキビ、眉毛途絶	あり：ミトン手足（骨性合指趾）
Pfeiffer症候群 I～III型（AD）	眼球突出、眼窩離開、中顔面低形成	あり：幅広母指趾、軽度皮膚性合指趾

1. 先天性顔面形態異常

精神発達遅滞	合併症	原因遺伝子
なし	進行性水頭症 30% 黒皮症 5%	FGFR2（黒皮症） FGFR3
あり	先天性心疾患 10% 泌尿生殖器異常 10% 口蓋裂 43% 脳室拡大 脳梁欠損	FGFR2
なし（Ⅰ型）	Ⅱ、Ⅲ型は様々な先天異常を伴い予後不良	FGFR1（Ⅰ型） FGFR2

3 頭蓋顎顔面外科

種類（遺伝形式）	顔貌特徴	指趾変形（合指趾、短指趾、斜指趾など）
Seathre-Chotzen 症候群（AD）	眼瞼下垂、たれ目、非対称性短頭、顔面非対称、中顔面低形成、前額生え際下降	あり： 軽度皮膚性合指趾
Muenke 症候群（AD）	短頭（斜頭）、中顔面低形成、たれ目	あり： シンブル状中節骨、MP 関節可動制限（軟骨低形成による）
Carpenter 症候群（AR）	尖頭症、たれ目	あり： 短合指趾、多指趾
Cranofrontnasal 症候群（XD）	眼窩離開、二分化鼻（前頭鼻部骨形成不全による）、短頭	あり：爪の縦裂

1. 先天性顔面形態異常

精神発達遅滞	合併症	原因遺伝子
時にあり	椎骨異常	TWIST
軽度あり	難聴	FGFR3
様々	先天性心疾患 33% 成長発育障害 体幹部肥満 性腺低形成	RAB23
なし	口唇口蓋裂	EFNB1

3 頭蓋顎顔面外科

●寝癖による頭蓋変形（Positional plagiocephaly）

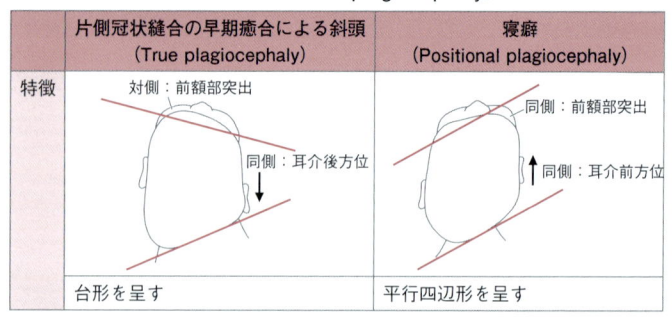

	片側冠状縫合の早期癒合による斜頭 (True plagiocephaly)	寝癖 (Positional plagiocephaly)
特徴	対側：前額部突出 同側：耳介後方位	同側：前額部突出 同側：耳介前方位
	台形を呈す	平行四辺形を呈す

●脳圧との関係

	脳圧（ICP：Intracranial pressure）
正常値	60～180mmH$_2$O
脳圧亢進症状	鬱血乳頭、嘔気、頭痛
各頭蓋変形と脳圧亢進との相関	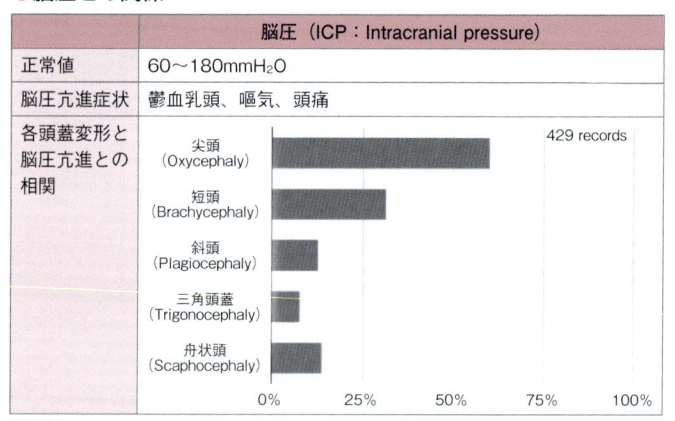 尖頭（Oxycephaly）／短頭（Brachycephaly）／斜頭（Plagiocephaly）／三角頭蓋（Trigonocephaly）／舟状頭（Scaphocephaly） 429 records

【文献】
・Renier D, et al : Intracranial perssure in craniostenosis. J Neurosurg 57 : 370-377, 1982

●手術時期

初回手術時期 6～12 カ月。多縫合早期癒合症などで脳圧亢進症状が明らかな場合には早急に行う。

1. 先天性顔面形態異常

早期手術を行う根拠

1) 1歳未満で手術を行ったケースが1歳以上で手術を行ったケースより有意に知能発達が高い報告がある

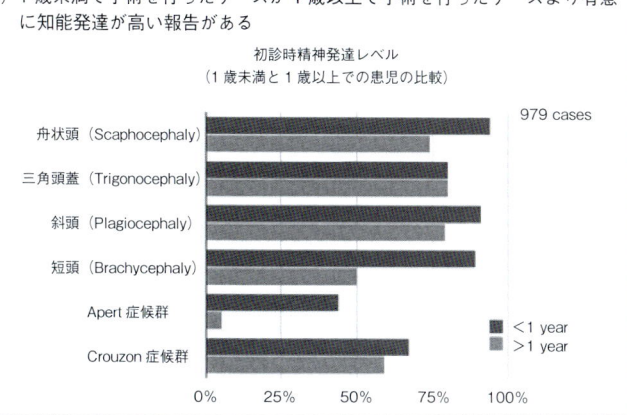

初診時精神発達レベル
(1歳未満と1歳以上での患児の比較)

979 cases

- 舟状頭 (Scaphocephaly)
- 三角頭蓋 (Trigonocephaly)
- 斜頭 (Plagiocephaly)
- 短頭 (Brachycephaly)
- Apert 症候群
- Crouzon 症候群

■ <1 year
■ >1 year

2) 生後1年での脳の急激な成長 (生後1年で2.5倍)

Tips

■ 手術時期に関しては明確な基準は未だになく議論が多いが、上記の理由から「予防的に頭蓋拡大術を行う」目的で、6〜12カ月の間としている。

【文献】
・Renier D, et al : Craniofacial surgery for craniosynostosis ; Functional and morphological results. Ann Acad Med Singapore 17 : 415-426, 1988

■治療

術式各種	特色
縫合線切除 (+ヘルメットモールディング) Suturectomy + helmet molding	4カ月未満の早期手術
手術的モールディング	矢状縫合癒合症におけるπ-squeeze法など (8カ月未満が適応)
頭蓋形成術	9カ月以上の症例

3 頭蓋顎顔面外科

骨延長術		
	内固定型	従来の頭蓋形成術と比べて ・骨の血行が温存できて術後の吸収が少ない ・早期に骨新生が得られて骨欠損を生じにくい ・出血のリスクが軽減される ・皮膚軟部組織の拡大が同時に得られることで30mm以上を超える拡大が可能 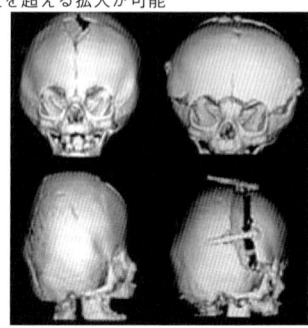
	外固定型 (MCDO System®)*	内固定型と比べて ・骨切りラインと各骨片の数と延長方向が自由に設定できる ・多方向に延長することで頭蓋内容積を早期に拡大できるために延長期間が短い ・多彩な変形に対応可能で良好な形態を獲得できる ・延長ベクトルの変更も術後容易に可能 ・骨欠損が分散されるために仮骨形成が早い 術前　　術後1カ月　　術後6カ月

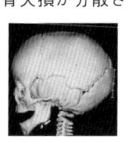

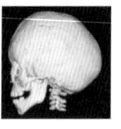

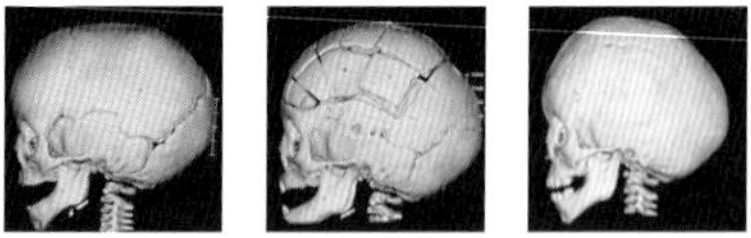

*MCDO system®…Multi-directional Craniofacial Distraction Osteogenesis

【文献】
・菅原康志ほか：MCDO法による頭蓋縫合早期癒合症の治療. 脳外誌 19：280-285, 2010

3）頭蓋顔面裂（Craniofacial clefts）

■Tessier 分類：No. 0～14 頭蓋顔面裂

経験に基づいた臨床的分類：眼裂を中心に northbound と southbound に分けており、治療方針に直結している。

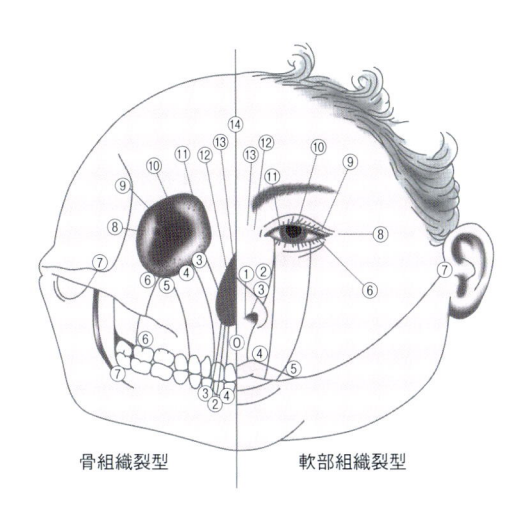

骨組織裂型　　　　軟部組織裂型

[文献]
・Tessier P：Anatomical classification of facial, craniofacial and latero-facial clefts. J Maxillofac Surg 4：69-92, 1972

3 頭蓋顎顔面外科

■頭蓋顔面裂とその特徴

		裂の状態（骨格・顔貌）	
口～鼻裂： Oral-nasal clefts	No. 0	正中組織余剰タイプ：真の正中裂 　正中唇裂 　鼻柱の拡大 　鼻背の溝 　中切歯間上顎離開 　眼窩離開	
		正中組織不足タイプ：偽の正中裂 （holoprocencephaly） 　鼻柱・人中・中間顎形成不全 　鼻中隔欠損 　眼窩狭小	
	No. 1	Cupid's bow の頂点から鼻尖外側に至り、切痕を呈する	
	No. 2	非常にまれで、Cupid's bow の外側縁から鼻孔中 1/3 に連続して鼻翼の扁平化や裂を生じる	
	No. 3*	頻度が高く、両側性もしくは反対側に No. 4 か No. 5 を合併することも多い 裂は鼻孔底から鼻翼、内眼角に及ぶ 眼部欠損や涙管の異常を合併する	

78

1. 先天性顔面形態異常

骨	顔貌	他の裂との連続
		No. 14
		No. 13
		No. 12
		No. 10, 11

3 頭蓋顎顔面外科

3 頭蓋顎顔面外科

		裂の状態（骨格・顔貌）
口～眼裂： Oral-ocular clefts	No. 4*	鼻翼形態は正常で、両側性もしくは No. 3 や No. 5 を合併することも多い。口唇外側から鼻翼外側を通り下眼瞼に達する
	No. 5*	口～眼裂の中ではまれ。口角から頬部を通り下眼瞼外側に至る。小眼球症を呈することがある
	No. 6	Zygomatic-maxillary cleft とも呼ばれる。頬骨低形成、下がり目（Antimongoloid slant）、下眼瞼の先天性欠損（Coloboma）を認め、Treacher Collins 症候群の不全型とされる
外側顔面裂： Lateral facial clefts	No. 7	側頭頬骨縫合を中心に生じるとされ、横顔面裂とも言われる。Craniofacial (hemifacial) microsomia などもこれに含まれる。頭蓋顔面裂のなかで最も頻度が高く、巨口症や小耳症を呈する
	No. 8	頭蓋裂と顔面裂の移行型に位置する。通常他の裂と合併して生じる。外眼角の欠損に dermoid を合併する
	No. 9	極めてまれで、顔面神経側頭枝の麻痺を伴う
頭蓋裂： Cranial clefts	No. 10～14	それぞれ No. 0～4 に連続して見られ、眼窩外側から前頭骨正中、そして頭蓋底にもしばしば影響を及ぼす

*No. 3～5…斜顔面裂とも呼ばれる。

1. 先天性顔面形態異常

骨	顔貌	他の裂との連続
右 No. 4　左 No. 5		No. 10
No. 10		

3 頭蓋顎顔面外科

■顔面裂を伴う症候群

	合併する頭蓋顔面裂	遺伝形態	精神発達
Treacher Collins 症候群*	No. 6、7、8	AD (1:10,000)	正常
Goldenhar 症候群	No. 8	孤発性	正常

*Treacher Collins 症候群…本症候群に上肢の軸前部低形成を伴うものは Nager 症候群と呼ばれる。

1. 先天性顔面形態異常

特徴	骨格および顔貌
下がり目（Antimongoloid slant） 下眼瞼先天性欠損（Coloboma） 頬骨低形成 外耳異常（小耳症、副耳） 生え際異常（Tongue-shaped processes extending toward cheek） 小下顎症	
前額部突出 生え際低位 小下顎症 外耳異常（小耳症、副耳、耳前瘻孔） 上眼瞼先天性欠損（Coloboma） 眼球デルモイド 脊椎骨異常	

3 頭蓋顎顔面外科

4)小頭蓋顔面症(Craniofacial/Hemifacial microsomia)

発生率	1：4,000〜5,600
発生学	第一鰓弓、第二鰓弓由来の組織低形成
その他の特徴	・No. 7 顔面裂を中心とした疾患 ・頭蓋額顔面領域の先天異常の中では口唇口蓋裂についで2番目に多い ・両側性　約20% ・耳介変形（小耳症、副耳）、巨口症、下顎枝低形成、頬骨眼窩頭蓋変形

【文献】
・Kearns GJ, et al : Progression of facial asymmetry in hemifacial microsomia. Plast Reconstr Surg 105 : 492-498, 2000

■Purzansky 分類

Type	定義	シェーマ
Type I	軽度の下顎低形成	
Type II a	下顎頭、下顎枝は小さいが、下顎頭、下顎窩は解剖学的形態を保っている	
b	Type IIa と同様だが、下顎頭、下顎枝が内側に変位して、下顎窩は機能的でない	

1. 先天性顔面形態異常

Type Ⅲ	下顎頭、下顎枝、筋突起が欠損している	

■治療アルゴリズム

時期	治療	シェーマ
新生児～幼児	下顎骨延長、気管切開 （呼吸障害のコントロール）	
小児初期 （18 カ月～3 歳）	Type Ⅲ：下顎枝再建 　　　　（Costcondral graft）	
	Type Ⅱ：下顎骨延長 　　　　（上顎の catch up 　　　　　growth の促進）	
小児期 （4～13 歳）	下顎骨延長＋矯正治療 （臼歯部のギャップを徐々に 　埋めるバイトプレート等 　の使用）	
	上下顎同時延長術	

青壮年期以降 （男 17 歳以上、 女 15 歳以上）	上下顎骨切り術 （上顎骨切り術＋下顎骨延長）	

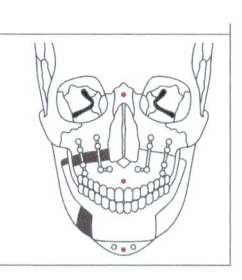

Tips
■治療は議論があるところで、上記は Craniofacial microsomia を progressive deformity ととらえて比較的早期から積極的に治療を行うコンセプト。
■咬合を含めた上下顎の治療は青壮年期まで待つほうがよいとの考えもある。

【文献】
・Shetye PR, et al : Long-term stability and growth following unilateral mandibular distraction in growing children with craniofacial microsomia. Plast Reconstr Surg 118 : 985-995, 2006
・McCarthy JG, et al : Molding of the regenerate in mandibular distraction ; Clinical experience. Plast Reconstr Surg 112 : 1239-1246, 2003
・Polley JW, et al : Longitudinal analysis of mandibular asymmetry in hemmifacial microsomia. Plast Reconstr Surg 99 : 328-339, 1997

1. 先天性顔面形態異常

5) 耳介形態異常

■正常耳介

外耳の成長：4歳までに 85％の大きさとなる。

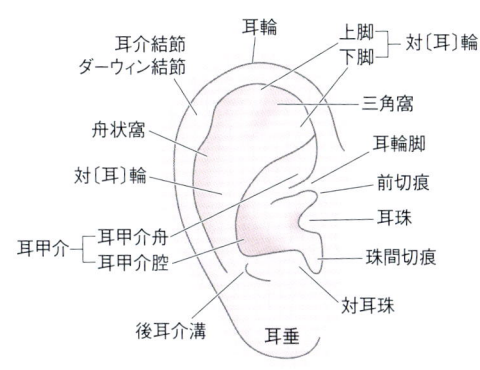

（図：耳介の解剖
耳輪、耳介結節・ダーウィン結節、上脚・下脚＝対〔耳〕輪、三角窩、舟状窩、耳輪脚、対〔耳〕輪、前切痕、耳珠、耳甲介＝耳甲介舟・耳甲介腔、珠間切痕、後耳介溝、耳垂、対耳珠）

■小耳症 (Microcia)

発生率	0.76～2.35：10,000（東洋人は頻度が高い）
性差	男：女　2：1
左右差	右：左：両側　5：3：1
発生	第一、第二鰓弓由来
その他特徴	・外耳道閉鎖と中耳異常を高率（90％）に合併する（内耳は正常なことが多い） ・80～90％に伝音性難聴（感音性難聴の割合は低い）

●種類

種類	特徴	シェーマ
耳甲介残存型 (Concha type)	耳垂、耳介、外耳道、耳珠、珠間切痕などが残っているタイプ	
耳垂残存型 (Lobule type)	耳垂のみ残存して耳甲介その他が欠損しているタイプ	

・耳垂もないタイプは無耳症と言われる。

●小耳症を合併する代表的症候群

Craniofacial (Hemifacial) microsomia
Treacher Collins syndrome
Goldenhar syndrome

Tips
■小耳症単独例は Craniofacial (Hemifacial) microsomia の軽症例として捉える。

【文献】
・Bennun RD, et al : Microtia ; S microform of hemifacial microsomia. Plast Reconstr Surg 76 : 859-865, 1985

●治療

Tanzer 法を基礎とする自家肋軟骨移植による耳介再建が主流。

小耳症術式	手術時期	手術回数	使用肋軟骨
Brent 法	4～6歳	4回(原法)	第6～8
永田法	10歳以上、もしくは胸囲60cm以上	2回	第7～9 (あるいは第6～9)

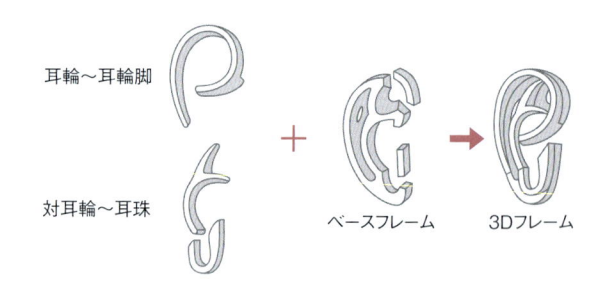

耳輪～耳輪脚

対耳輪～耳珠

＋ ベースフレーム → 3Dフレーム

【文献】
・Brent B : Technical advancement in ear reconstruction with autogenous rib cartilage grafts ; Personal experience with 1200 cases. Plast Reconstru Surg 104 : 319-334, 1999
・Nagata S : Total auricular reconstruction with a three-dimensional costal cartilage framework. Ann Chir Plast Esthet 40 : 371-399, 1995

1. 先天性顔面形態異常

■埋没耳

発生率 (東洋人)	1：400（東洋人は頻度が高い）
性差	男：女　2.3：1
左右差	右：左　2：1　両側38%
形態的特徴	・耳介上端の皮下への埋没 ・耳介上部皮膚量の不足 ・耳介軟骨変形（上脚〜対輪の過屈曲） ・耳幅の減少 ・耳軸の前傾

●治療

保存治療
矯正器具による治療　1歳以内

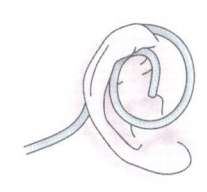

[文献]
・Matsuo K, et al：Nonsurgical correction of congenital auricular deformities. Clin Plast Surg 17：383-395, 1990

●手術治療

埋没耳術式分類	手法	シェーマ
埋没法	北村法	

3 頭蓋顎顔面外科

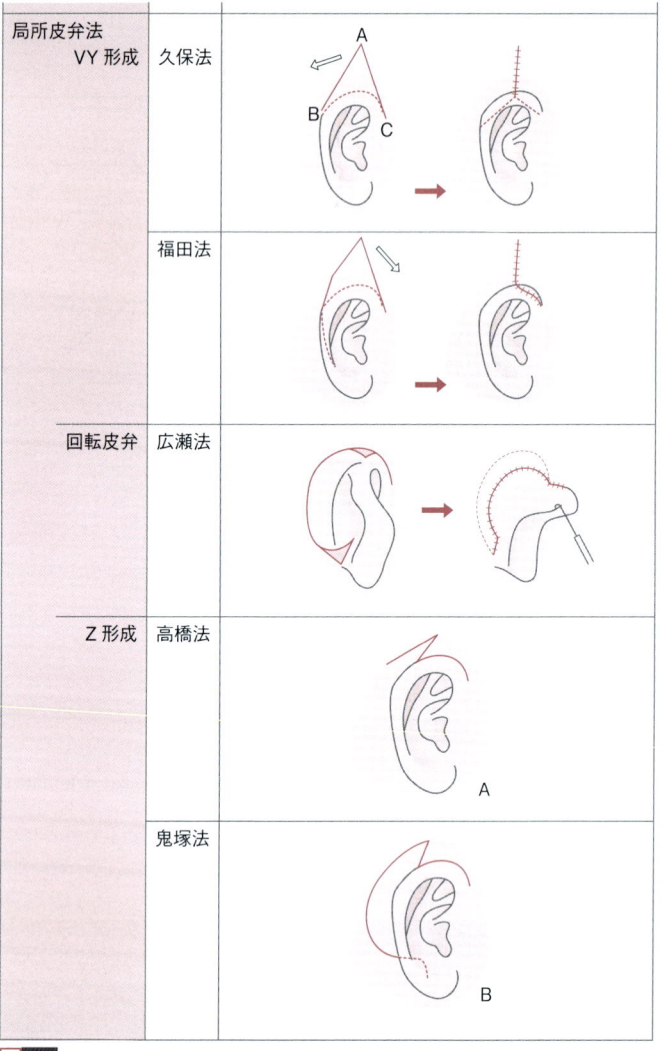

局所皮弁法 VY 形成	久保法	
	福田法	
回転皮弁	広瀬法	
Z 形成	高橋法	
	鬼塚法	

Tips
■他に植皮を併用する方法もあるが、現在はほとんど行われない。

■その他の耳介形態異常

名称	特徴	シェーマ
立ち耳 (Prominent ear)	耳甲介の過剰 耳介上部が側頭より離れている 　＊ conchiscaphal angle ＞ 90°	
折れ耳 (Lop ear)	耳介上部の形成不全 耳輪の垂れ下がり 対輪上脚の消失 舟状窩の狭小化	
コップ耳 (Cup ear)	耳介上部の形成不全 耳輪の筒状の被さり 対輪脚の消失 舟状窩の消失	
矮小耳 (Miniature ear)	耳介全体の形成不全	
貝殻耳 (Shell ear)	耳介形成不全なし 耳介の扁平化 耳長の延長 耳輪の平坦化 対輪上脚の消失	

3 頭蓋顎顔面外科

| スタール耳
(Stahl's ear) | 耳介形成不全なし
対輪第3脚の存在
舟状窩の拡大 | |

【文献】
・中村純次ほか：先天性耳介奇形の診断および基本手術手技．形成外科 35：469-481，1992

●Constricted ear

定義：耳介上部の形成不全の程度による分類

分類		特徴	従来の名称
グループ1		耳輪部のみの低形成	折れ耳
グループ2		耳輪と舟状窩におよぶ低形成	コップ耳
	a	皮膚の不足なし	
	b	皮膚の不足あり	
グループ3		前傾した強いロール状の拘縮 （時に外耳道狭窄や聴覚障害あり）	矮小耳（小耳症の移行型）

【文献】
・Tanzer RC：The constricted (cup and lop) ear. Plast Reconstr Surg 55：406-415, 1975

1. 先天性顔面形態異常

6) 眼瞼先天異常

■下眼瞼内反症（先天性）

原因	・後葉（瞼板、瞼結膜）に対する前葉（皮膚、眼輪筋）の相対的余剰による ・眼瞼内側で生じやすく、内眼角贅皮（蒙古ひだ）が影響していることも少なくない
症状	流涙、疼痛、結膜充血、角膜障害とそれに伴う視力低下
～4歳	経過観察（前葉と後葉の不均衡が改善してくるため）
4歳～	手術
術式	皮膚縫合法：比較的程度の軽い症例に用いられる / 皮膚切開法：すべての症例に適応となる
	Snellen法、河本法 / Hotz変法

■眼瞼下垂（先天性）

病因	上眼瞼挙筋の形成不全
病態	両側性30％、片側性70％
	上直筋の麻痺を合併することがある
	下方視で lid lug（閉瞼不足）を生じる（上眼瞼挙筋の低形成・線維性変化による伸展不良のため）
随伴異常	Marcus Gunn 現象
病因	動眼神経と三叉神経の異常連合 synkynesis
病態	先天性眼瞼下垂の2～6％に認める
	噛む（咬筋の収縮）ことによって開瞼する

●眼瞼下垂の評価

1) 下垂の程度	Mild	Moderate	Severe
角膜上縁と瞼裂との距離	1～2mm	3mm	＞4mm
2) 挙筋機能*	good	fair	poor
挙筋滑走距離	＞10mm	5～10mm	0～5mm

*挙筋機能…眉毛の動きを止めて最大下方視から最大上方視にかけての開瞼量。

■瞼裂狭小症（Blepharophimosis）

特徴	
遺伝形式	常染色体優性遺伝
男女差	男＞女
精神発達	正常
3徴	1) 両側性の眼瞼狭小（Blepharophimose） 2) 内眼角贅皮（Epicanthus） 3) 眼瞼下垂（Blepharoptosis） これらにより眼角離開症（Telecanthus）を呈する
合併形態異常	耳介異常、視機能発達異常（斜視、弱視、屈折異常）
治療	・眼瞼下垂治療：挙筋機能に乏しく、ほとんどが筋膜移植が適応 ・内眼角形成術：贅皮が高度かつ眼瞼部の組織不足があるため、Mustardé法による5-flapがよく用いられる Mustardé法 ・内眼角靱帯形成：内眼角靱帯の短縮 ・外眼角形成術：瞼裂の狭小が高度な場合、時に行われる

3 頭蓋顎顔面外科

2. 顎口腔手術と顎変形症

■歯の成長

歯の成長	年齢	歯牙数
乳歯列期 (pediatric dentition)	2歳6カ月 ～6歳	上下顎ともに：20歯 (乳切歯4、乳犬歯2、乳臼歯4)
混合歯列期 (mixed dentition)	6～12歳	
永久歯列期 (adult dentition)	13歳～	上下顎ともに：32歯 (切歯4、犬歯2、小臼歯4、大臼歯6)

■歯の種類とその萌出期

種類	萌出期
切歯	6～ 9歳
犬歯	9～10歳
第1小臼歯	10～12歳
第2小臼歯	11～12歳
第1大臼歯	6～ 7歳
第2大臼歯	11～13歳
第3大臼歯 (智歯)	17～20歳

■歯科用語 (Dental terminology)
●歯の位置に関する表現

近心	mesial
遠心	distal
舌側	lingual
口蓋側	palatal
頬側	buccal
唇側	labial

●咬合に関する表現

・咬頭嵌合位 Central occlusion
  歯の最大咬合接触時(咬頭嵌合)における下顎位置。
・中心位 Central relation
  下顎頭―関節円板集合体が関節結節の最上位にあるときの下顎位置。通常、顎関節の中で下顎頭が最も安定した状態。
・交叉咬合 Cross bite

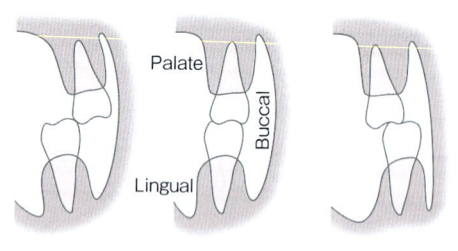

頬側交叉咬合　　正常咬合　　舌側(口蓋側)交叉咬合

臼歯部での交叉咬合

2. 顎口腔手術と顎変形症

・Overjet と overbite（上下の前歯部の位置関係）

	Overjet	Overbite	シェーマ	上下顎の関係
正常	2〜3mm	1〜2mm		
切端咬合	0mm	0mm		垂直関係の異常（上顎後退症、下顎前突症）
開口 (Open bite)		< 0mm		垂直関係の異常
過蓋咬合 (Deep bite)		> 3mm		垂直関係の異常（上顎前突症、下顎後退症）
Excessive overjet	> 4mm			前後的関係の異常（上顎前突症、下顎後退症）
前方交叉咬合 (Anterior crossbite)	< 0mm			前後的関係の異常（上顎後退症、下顎前突症）

97

3 頭蓋顎顔面外科

■咬合

●正常咬合

定義：咬頭咬合位における咬合関係が、解剖学的に正常と見なされる場合。通常は下顎中心位＝咬頭嵌合位となる。

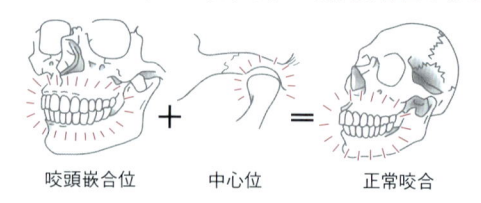

咬頭嵌合位 ＋ 中心位 ＝ 正常咬合

●不正咬合

定義：形態的あるいは機能的不具合によって、正常咬合の要件を満たさない咬合状態。

●Angle 分類

- 不正咬合における上顎歯列弓に対する下顎歯列弓の近遠心的（前後的）咬合関係による分類。
- 上顎第1大臼歯近心頰側咬頭の三角隆起（↓）と下顎第1大臼歯頰面溝（↑）の位置関係を目安とする。

Angle 分類		定義
Ⅰ級		上下歯列弓の近遠心関係が正常
Ⅱ級		上顎歯列弓に対して下顎歯列弓が遠心に咬合するもの
	1類	上顎前歯の前突を伴う
	2類	上顎前歯の後退を伴う
Ⅲ級		上顎歯列弓に対して下顎歯列弓が近心に咬合するもの

Ⅰ級　　　Ⅱ級　　　Ⅲ級

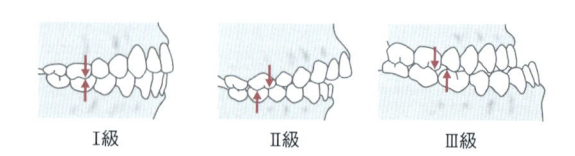

2. 顎口腔手術と顎変形症

■セファログラム
●代表的計測点と平面

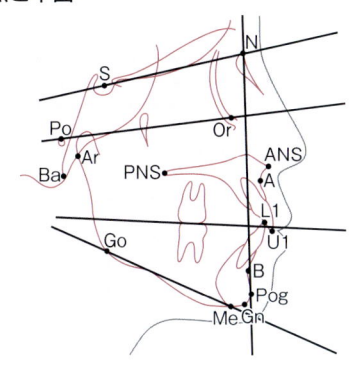

S	Sella：トルコ鞍の中心点
N	Nasinon：前頭鼻骨縫合の最前方点
Po	Porion：外耳道の最上縁点
Or	Orbitale：眼窩下縁の最下点
ANS	Anterior nasal spine：前鼻棘の最先端点
PNS	Posterior nasal spine：後鼻棘の最先端点
Pog	Pogonion：おとがい隆起の最前方点
A	前鼻棘とプロスチオン間の上顎骨最陥凹中点
B	インフラデンターレとポゴニオン間の下顎接合部の最陥凹中点
Me	Menton：下顎接合部最下方の正中点
Gn	Gnathion：おとがい部の最前下方点
Ar	Articulare：下顎関節突起後縁と外頭蓋底の好転
Go	Gonion：下顎角の最後下端
U1	上顎中切歯切端点
L1	下顎中切歯切端点

SN 平面（Sella-nasinon plane）	S - Na
FH 平面（Frankfort horizontal plane）	Or - Po
下顎下縁平面（Mandibular plane）	Me を通る下顎下縁の接線
咬合平面（Occulusal plane）	上下顎中切歯切端点の中点 ―上下第 1 大臼歯咬頭嵌合の中央点
顔面平面（Facial plane）	Na - Pog

3 頭蓋顎顔面外科

●セファログラム分析

SN 平面を基準とした Northwestern 法を中心に下記にしるす。FH 平面を基準とする Downs 法も同様の概念である。

角度名	意義	平均値	SD
SNA 角	上顎（A 点）の前後的位置の評価	84.37	3.4
SNB 角	下顎（B 点）の前後的位置の評価	80.99	4.4
ANB 角	上下顎（A 点、B 点）の相対的前後関係の評価	3.37	2.83
SN-Pog 角	おとがい（Pog）の前後的位置の評価	81.02	4.34
SN-MP 角	下顎下縁平面の傾斜度の評価	36.07	5.57
U1-SN 角	SN 平面に対する上顎中切歯の傾斜度の評価	109.28	7.8
L1-MP 角	下顎下縁平面に対する下顎中切歯の傾斜度の評価	89.94	8.79

■顔面のプロファイル

Ricketts の黄金分割比、Legan の顔面突出度

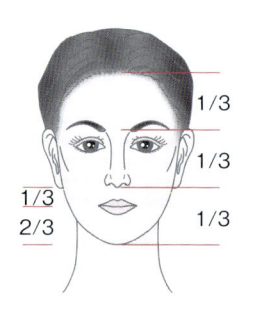

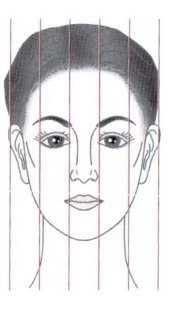

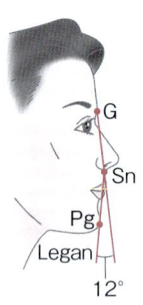

■診断
●顎変形症による顔面の形態的分類

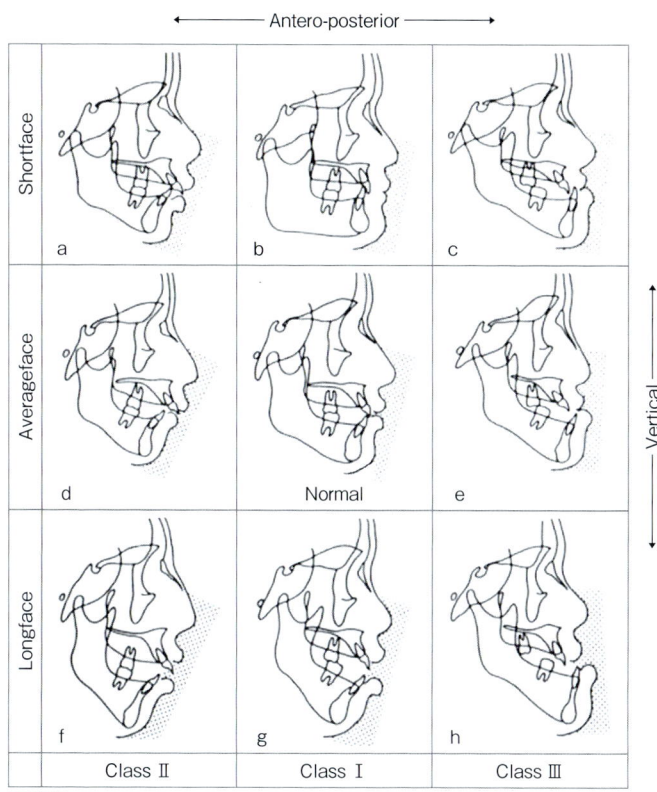

	Antero-posterior		
Shortface	a	b	c
Averageface	d	Normal	e
Longface	f	g	h
	Class Ⅱ	Class Ⅰ	Class Ⅲ

(Vertical)

Tips
■顎変形は上顎過成長と劣成長、また下顎過成長（Prognathism）と劣成長（Retrognathism）に分けられ、さらに上顎は水平方向と垂直方向の変形がある。顔面のパターンはこれらの組み合わせで上図の9タイプに大きく分類される。

〔文献〕
・菅原準二：下顎骨の形と顔面骨格系との関係について．日矯歯誌 40：32-56, 1981

3 頭蓋顎顔面外科

■治療

顎変形症	Type	変形の特徴（顔貌と咬合）	治療*
上顎過成長 （Maxillary excess） 　　垂直方向	f、g、h	Long face、鼻翼間距離の狭小、ガミースマイル、時に前歯部開口	LefortⅠ型骨切り術による上顎短縮
水平方向	a、d、f	上顎前突（過剰なOverjetとDeep bite）、ClassⅡ不正咬合	LefortⅠ型骨切り術による上顎後方移動
上顎劣成長 （Maxillary deficiency） 　　垂直方向	a、b、c	Short face	LefortⅠ型骨切り術による上顎延長（骨移植）
水平方向	c、e、h	中顔面の低形成、上口唇の菲薄、smile時の切歯の露出不足	LefortⅠ型骨切り術による上顎前方移動
下顎過成長 （Prognathism）	c、e、h	ClassⅢ不正咬合、下顎の突出	SSRO、IVROによる下顎後方移動
下顎劣成長 （Retrognathism）	a、d、f	ClassⅡ不正咬合、上顎前突（過剰なOverjetとDeep bite）、下顎後退、labiomental angleの急峻化	SSROによる下顎前方移動

*治療…時にこれらの治療に加えて、あるいはこれらに変えてASOが選択される。

■術式

	術式	シェーマ
上顎	Le fort Ⅰ型骨切り術 (Le fort Ⅰ osteotomy)	
下顎	下顎枝矢状分割 (SSRO : Bilateral Sagittal Sprit Ramus Osteotomy)	
	下顎枝垂直骨切り術 (IVRO : Intraoral Vertical Ramus Osteotomy)	
歯槽	歯槽分節骨切り ASO (Anterior Segmental Osteotomy)	

3 頭蓋顎顔面外科

3. 顔面神経麻痺

■解剖
●頭蓋内における走行
脳→内耳道→顔面神経管→茎乳突孔を経て頭蓋外に出る。

顔面神経	支配臓器
分泌副交感神経線維	涙腺、鼻腺、口蓋腺、顎下および舌下腺の分泌
味覚線維	舌前2/3の味覚
運動線維	アブミ骨筋、表情筋、顎二腹後筋、茎突舌骨筋

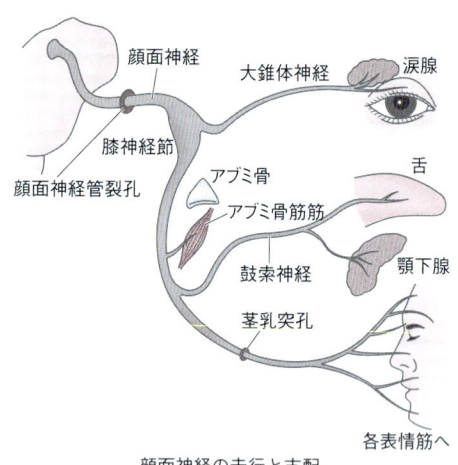

顔面神経の走行と支配

●頭蓋外における顔面神経の分岐と走行
側頭枝、頬枝、頬骨枝、下顎縁枝、頸枝の5つに分かれる。

	側頭枝	下顎縁枝
走行	耳珠の0.5cm下より眉毛外側1.5cm上を結んだ直線にほぼ沿って走行する	顔面動脈より末梢では100%下顎下縁より頭側を走る
層	浅側頭筋膜内を側頭動静脈とともに走行する	広頸筋の下層で咬筋・顔面動静脈より上層にある

3. 顔面神経麻痺

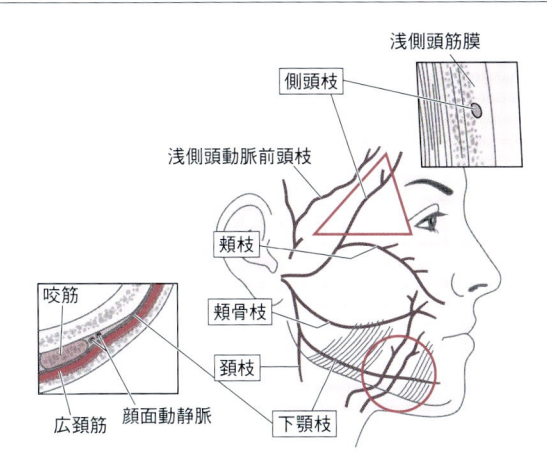

● 表情筋の解剖

4層構造

1層：口角下制筋、小頬骨筋、眼輪筋
2層：下唇下制筋、笑筋、広頸筋、大頬骨筋、上唇鼻翼挙筋
3層：口輪筋、上唇挙筋
4層：おとがい筋、口角挙筋、頬筋

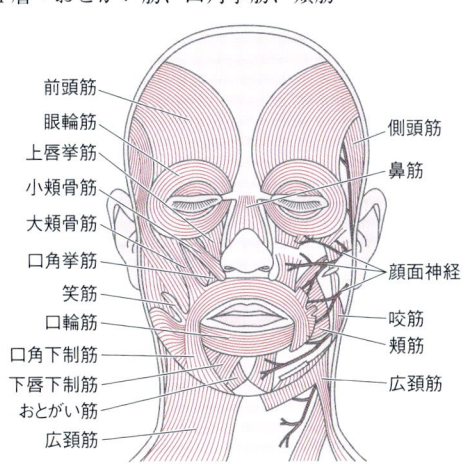

【文献】
・May M, et al : The Facial Nerve (2nd ed). Thieme Medical, New York, 2000

3 頭蓋顎顔面外科

●各表情筋と顔面神経の関係

筋肉	神経	動作
前頭筋 (frontalis muscle)	側頭枝	前額のしわ寄せ
皺眉筋 (corrugator supercilii)	側頭枝	眉間の縦のしわ寄せ
眉根筋 (procerus)	側頭枝	眉間の横のしわ寄せ
眼輪筋 (orbicularis oculi)	側頭枝、頬骨枝	閉眼
大頬骨筋 (zygomaticus major)	頬骨枝、頬枝	口角の挙上
小頬骨筋 (zygomaticus minor)	頬枝	上口唇の挙上
上唇挙筋 (levator labii superioris)	頬枝	上口唇と法令線中間部の挙上
上唇鼻翼挙筋 (levator labii superioris alawque nasi)	頬枝	法令線中間部と鼻翼の挙上
笑筋 (risorius)	頬枝	口角を外側に引き、笑顔の補助
頬筋 (buccinaor)	頬枝	口角を後方へ引く
口角挙筋 (levator anguli oris)	頬枝	口角を上方と正中に引く
口輪筋 (orbicularis oris)	頬枝	閉口
眉筋 (nasalis)	頬枝	鼻孔の拡大
口角下制筋 (depressor anguli oris)	頬枝、下顎枝	口角を尾側へ引く
下唇下制筋 (depressor labii inferioris)	頸枝	下口唇を尾側へ引く
おとがい筋 (mentalis)	下顎枝	おとがいの皮膚を頭側へ引く
広頸筋 (platysma)	下顎枝	口角を尾側へ引く

3. 顔面神経麻痺

■顔面神経麻痺を来たす主な疾患

	代表例	特徴
先天性	・Möbious 症候群	両側または片側性。他の脳神経麻痺も合併することがある（Ⅴ、Ⅵ、Ⅷ）
	・Craniofcial (Hemifacial) microsomia	
	・先天性片側下口唇麻痺（CULP：Congenital unilateral lower lip palsy）	75％に他の先天異常を合併する
突発性	・Bell 麻痺	顔面神経麻痺の85％を占める。ウイルス感染が原因とされる、通常片側性で顔面神経管レベルでの麻痺。約30％に不全麻痺が残る
	・Ramsay-Hunt 症候群	顔面神経麻痺の12％を占める。外耳道付近の帯状疱疹。しばしば難聴を伴う
	・Melkersson-Rosenthal 症候群	病因不明、再発性の顔面神経麻痺。顔面浮腫と溝状舌が特徴
その他	・外傷（側頭骨骨折、直接損傷）	
	・腫瘍（耳下腺悪性腫瘍、神経腫瘍、聴神経腫瘍術後など）	
	・Lyme 病、HIV 感染	

■治療

方法は大きく、静的再建・動的再建・補助的治療に分けられる。

治療方法	術式	特徴
静的再建	眉毛挙上術	
	上眼瞼：ゴールドプレート埋入、除皺術 下眼瞼：軟骨移植、canthoplasty、Kuhnt-Symanowski	眼輪筋麻痺による強い兎眼には角膜保護のために早めに治療を行う
	筋膜移植	
動的再建	神経縫合、神経移植	可能な限り受傷直後に行う。神経移植には大耳介神経、腓腹神経などがよく用いられる

3 頭蓋顎顔面外科

	顔面交叉神経移植 (Cross-face nerve grafting)	健側神経と患側神経の枝とを神経移植を介して吻合する
	舌下―顔面神経移行術 (Hypoglossal nerve transfer)	安静時でも良好な顔面の緊張と自然な表情が得られる。同側舌の運動麻痺と萎縮を来たす
	舌下―顔面神経移植 (Hypoglossal-jump graft)	通常、舌下神経の咽頭枝と顔面神経を移植神経でつなぐ。舌の運動機能は温存される
	側頭筋移行術	
	遊離筋移植	薄筋、広背筋、短趾伸筋、小胸筋、前鋸筋などが使用される。広背筋を除いて顔面交叉神経移植と同時に行われる
補助的治療	健側表情筋に対するボツリヌストキシン注射	
	リハビリテーション	

●経過期間と治療法の目安

治療時期	治療
<12カ月	神経縫合
	同側神経移植
	顔面交叉神経移植 (Cross-face nerve grafting)
12～24カ月	神経縫合
	同側神経移植
	舌下―顔面神経移行術 (Hypoglossal nerve transfer)
	舌下―顔面神経移植 (Hypoglossal-jump graft)
>24カ月	静的再建
	遊離筋移植 (＋交叉神経移植)

【文献】
・Anderson RG : Facial nerve disorders and surgery, sel Read Plast Surg 9 : 1-39, 2001

3. 顔面神経麻痺

■評価法

評価法	特徴
柳原40点法	・わが国では最も普及した評価法 ・麻痺の重症度や回復過程を評価するうえで有用
House-Brackmann法	・国際的に広く用いられている評価法 ・病的共同運動を含めた表情筋運動を6段階に分類評価する ・対称性、病的共同運動などの各項目のグレードが必ずしも一致せず、Bell麻痺やHunt症候群の非治療例、また顔面神経再建術後では大部分がグレードⅢまたはⅣの2段階に評価されることが欠点
Sunnybrook法	・表情筋運動と後遺症を総合的に評価する方法 ・各部位の動きだけではなく、安静時の対称性、病的共同運動を点数化し、総合スコアで顔面の静的、動的対称性を総合的に評価できることから、理学療法の効果判定に有用

3 頭蓋顎顔面外科

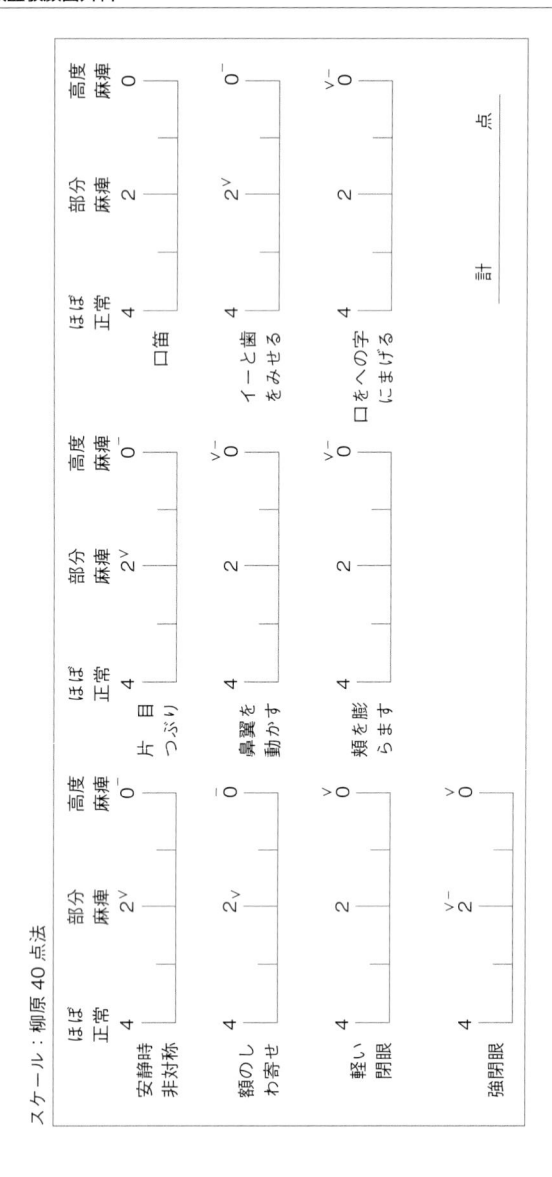

スケール：柳原 40 点法

	ほぼ正常	部分麻痺	高度麻痺		ほぼ正常	部分麻痺	高度麻痺		ほぼ正常	部分麻痺	高度麻痺
安静時非対称	4	2	0	片目つぶり	4	2	0	口笛	4	2	0
額のしわ寄せ	4	2	0	鼻翼を動かす	4	2	0	イーと歯をみせる	4	2	0
軽い閉眼	4	2	0	頬を膨らます	4	2	0	口をへの字にまげる	4	2	0
強閉眼	4	2	0								

計 _____ 点

110

3. 顔面神経麻痺

スケール：House-Brackmann 法

	Grade	安静時	額の皺寄せ	閉眼	口角の運動	共同運動	拘縮	痙攣	全体的印象
I	Normal 正常	正常	正常	正常	正常	なし	なし	なし	正常
II	Mild dysfunction 軽度麻痺	対称性緊張正常	軽度〜正常	軽く閉眼可能、軽度非対称	力を入れば動くが、軽度非対称	－ (±)	－ (±)	－ (±)	注意してみないとわからない程度
III	Moderate dysfunction 中等度麻痺	対称性緊張ほぼ正常	軽度〜高度	力を入れれば閉眼可能、非対称明瞭	力を入れれば動くが、非対称性明瞭	＋ 中等度	＋ 中等度	＋ 中等度	明らかな麻痺だが、左右差は著明ではない
IV	Moderately severe dysfunction やや高度麻痺	対称性緊張ほぼ正常	不能	力を入れても閉眼不可	力を入れても非対称性明瞭	＋＋ 高度	＋＋ 高度	＋＋ 高度	明らかな麻痺、左右差も著明
V	Severe dysfunction 高度麻痺	非対称性口角下垂鼻唇溝消失	不能	閉眼不可	力を入れてもほとんど動かず	－	－	－	わずかな動きを認める程度
VI	Total paralysis 完全麻痺	非対称性緊張なし	動かず	動かず	動かず	－	－	－	緊張の完全喪失

3 頭蓋顎顔面外科

スケール：Sunnybrook 法

安静時対称性	随意運動時の対称性						病的共同運動			
		動きなし	わずかな動き	中等度の動き	ほぼ正常の動き	正常の動き	なし	軽度	中等度	高度
眼：正常 0 　　狭小 1 　　幅広 1 　　眼瞼手術 1	額のしわ寄せ	1	2	3	4	5	0	1	2	3
	弱閉眼	1	2	3	4	5	0	1	2	3
頬（鼻唇溝）： 　正常 0 　欠損 2 　少し目立つ 1 　かなり目立つ 1	開口微笑	1	2	3	4	5	0	1	2	3
	閉口微笑	1	2	3	4	5	0	1	2	3
口：正常 0 　　口角下垂 1 　　口角ひきつれ 1	口すぼめ	1	2	3	4	5	0	1	2	3
計 ☐					計 ☐		病的共同運動		
安静時対称性スコア 計×5 ☐	随意運動スコア 計×4 ☐						計 ☐			

運動 ☐ − 安静 ☐ − 共同 ☐ ＝総合スコア ☐

112

4 顔面骨骨折

1. 鼻骨骨折
2. 頬骨骨折
3. 眼窩骨折
4. 前頭骨骨折
5. 鼻篩骨骨折
6. 上顎骨骨折
7. 下顎骨骨折

4 顔面骨骨折

1. 鼻骨骨折

■特徴と診断

helical CT が発達した現在、単純 X 線の必要性は高くない。
特に小児では CT は必須である。

特徴	顔面骨骨折のなかで最も頻度が高い 骨性鼻骨に加えて鼻中隔軟骨の損傷を見逃さないことが重要
臨床所見	鼻出血（ほぼ必発）、斜鼻・鞍鼻変形
画像診断	CT、鼻骨単純 X 線（軸写、側面）

■骨折の分類

鼻骨骨折	所見
Type Ⅰ	単純片側骨折
Type Ⅱ	単純両側骨折
Type Ⅲ	複雑骨折
Type Ⅳ	骨性鼻骨＋鼻中隔軟骨骨折
a	鼻中隔血腫あり
b	開放創あり
Type Ⅴ	鼻篩骨骨折など合併

【文献】
- Rohrich RJ, et al : Nasal Fracture Management ; Minimizing Secondary Nasal Deformities. Plast Reconstr Surg 106 : 266-273, 2000

■合併する鼻中隔骨折のパターン

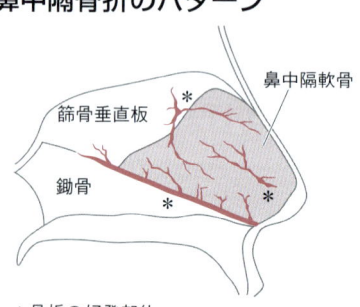

＊骨折の好発部位

1. 鼻骨骨折

■治療アルゴリズム

```
鼻骨骨折
  ↓
臨床診断・画像診断
  ↓
骨折型分類
  ↓
┌──────────┬──────────┬──────────┐
Type Ⅰ～Ⅲ    Type Ⅳ              Type Ⅴ
              ↓         ↓
         Type Ⅳa      Type Ⅳb
         matoma
              ↓         ↓
         血腫ドレナージ  創部閉鎖
```

Type Ⅴ → 鼻篩骨骨折の治療に準じる

Type Ⅰ～Ⅲ → 腫脹
- No → 徒手整復（全麻・局麻）
- Yes → 腫脹軽減まで待機（3～5日）→ 徒手整復

徒手整復後：
- Type Ⅰ～Ⅲ → ギプス＋鼻内パッキング
- Type Ⅳ → 鼻中隔骨折・脱臼の整復

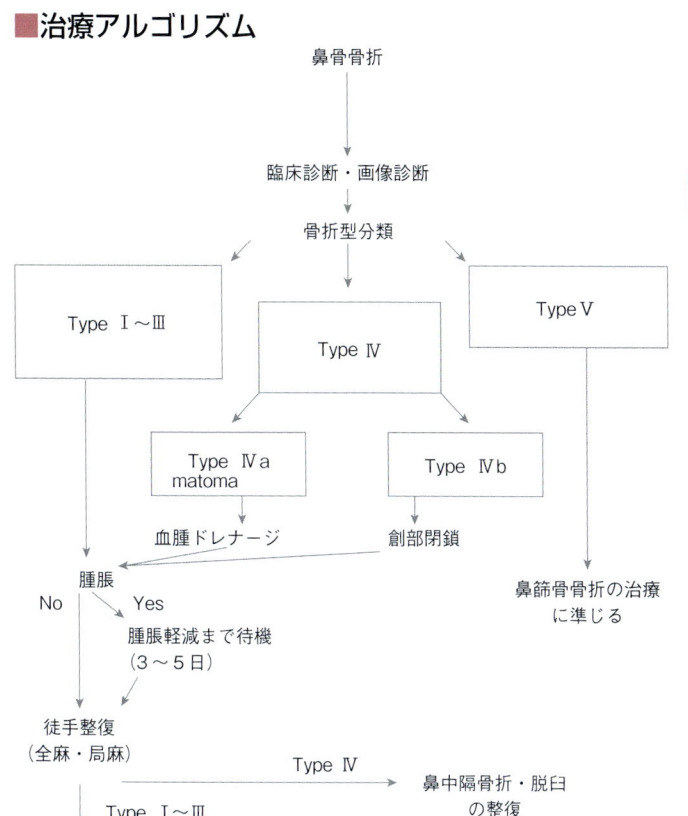

Tips

■鼻内パッキングは 4～5 日間、ギプスは 2 週間を目安とする。

【文献】
・Rohrich RJ, et al : Nasal fracture management ; Minimizing secondary nasal deformities. Plast Reconstr Surg 106 : 266-273, 2000

4 顔面骨骨折

2. 頬骨骨折

1) 頬骨体部骨折

頻度：顔面の骨折の中では鼻骨についで2番目に多い。

■症状

特徴的変形	・頬部の平坦化 ・眼球位置異常 　　眼球突出（陥没・内方転位による） 　　眼球陥凹（外下方転位による眼窩容積拡大や眼窩底骨折による） 　　眼球下降（下方転位による。眼球陥凹とよく合併する） ・外眼角下降（外眼角靭帯付着部の下方変位による）
機能障害	・眼球運動障害とそれに伴う複視 　　外眼筋の物理的運動制限（下直筋の運動制限が最も多い） 　　神経障害（上眼窩裂症候群など）による外眼筋麻痺 ・開口制限 　　転位した頬骨による側頭筋の圧迫と下顎筋突起への干渉
知覚障害 (三叉神経第2枝)	・眼窩下神経：顔面皮膚と前歯歯肉 ・(前・中・後) 上歯槽神経：上顎歯髄、歯肉、歯根膜 眼窩下神経

2. 頬骨骨折

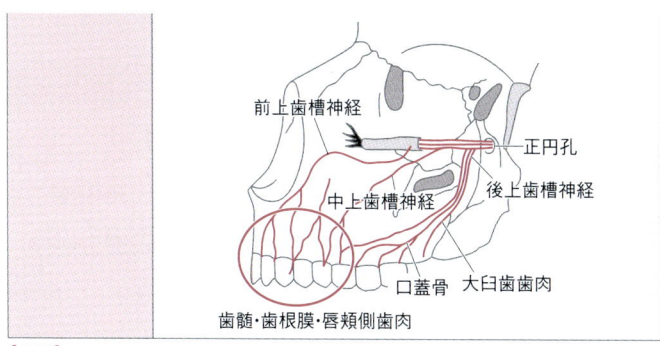

[図: 前上歯槽神経、正円孔、中上歯槽神経、後上歯槽神経、口蓋骨、大臼歯歯肉、歯髄・歯根膜・唇頬側歯肉]

【文献】
・田嶋定夫:顔面骨骨折の治療（第2版）．pp202-213, 克誠堂出版, 東京, 1999

■診断

画像診断:単純X線（Waters法、Fueger I法）、CT（coronal、axial、sagittal、3D）。

Helical CTの登場以来、従来の単純X線は臨床的重要性は減った。3D像を合わせることで眼窩壁を含めた細部の骨折と、頬骨体部の転位状況が明瞭に把握可能である。

■転位の分類

	Night & Northの分類
Group I	非転位骨折
Group II	弓部単独骨折
Group III	陥没骨折（回旋なし）
Group IV	内旋骨折
a	眼窩下縁下方転位
b	頬骨前頭突起内転
Group V	外旋骨折
Group VI	粉砕骨折

Tips
■転位形態の分類ではあるが、治療上の意義はあまりない。
■Group VIの粉砕骨折は全体の2割弱である。

4 顔面骨骨折

■治療アルゴリズム

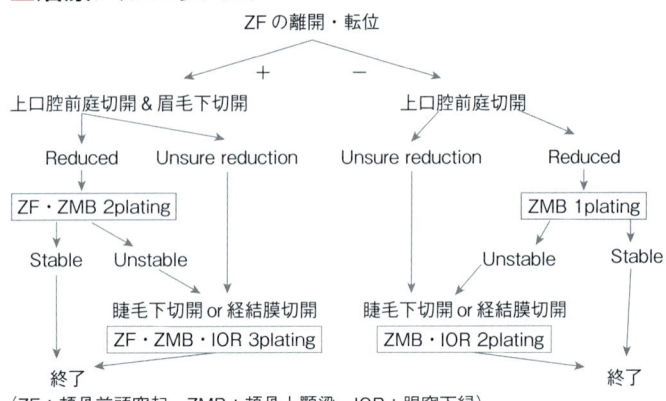

```
                       ZF の離開・転位
                    ┌──────┴──────┐
                    +              −
         ┌──────────┴─┐         ┌──┴──────────┐
    上口腔前庭切開 & 眉毛下切開      上口腔前庭切開
      ┌────┴────┐              ┌────┴────┐
   Reduced  Unsure reduction   Unsure reduction  Reduced
      │         │                   │              │
  ZF・ZMB 2plating                            ZMB 1plating
   ┌──┴──┐                          ┌──┴──┐
Stable Unstable                  Unstable Stable
   │      │                           │      │
   │  睫毛下切開 or 経結膜切開   睫毛下切開 or 経結膜切開
   │  ZF・ZMB・IOR 3plating      ZMB・IOR 2plating
   │                                          │
  終了                                        終了
```

(ZF：頬骨前頭突起、ZMB：頬骨上顎梁、IOR：眼窩下縁)

Tips
■眼症状のあるケースでは、上記アルゴリズムに加えて眼窩骨折に準じた治療が必要となる。

■その他の合併症

●上眼窩裂症候群

原因	陥没骨折（blow in）による蝶形骨骨折の合併による直接、または介達外力による上眼窩裂を通る神経の圧迫や浮腫による絞扼
上眼窩裂解剖	滑車神経、涙腺神経、前頭神経、外転神経、鼻毛様体神経、動眼神経、視神経
障害神経	動眼神経、滑車神経、三叉神経第1枝（前頭神経、涙腺神経、鼻毛様体神経）、外転神経
臨床症状	瞳孔散大（動眼神経内副交感神経障害による瞳孔括約筋麻痺）、眼瞼下垂、外眼筋麻痺、まぶたと額の知覚低下 上記に視神経障害に伴う視力低下を合併すると、眼窩漏斗尖部症候群と呼ばれる

2）頬骨弓骨折

メカニズム	直接外力で生じる。そのため内方凸の M 字型骨折がほとんどである
臨床所見	側頬部陥没、開口障害（骨片の側頭筋への接触による）
画像診断	単純 X 線：頬骨軸位撮影が最も優れる
治療	Gillies の temporal approach による整復。局所麻酔で可能

浅側頭筋膜
アプローチ
深側頭筋膜深層
深側頭筋膜浅層
頬骨弓
咬筋

深側頭筋膜と咬筋が頬骨弓を上下で支えるため、通常は固定を必要としない。

4 顔面骨骨折

3. 眼窩骨折

■眼窩を構成する骨

下記7つの骨から形成される。（図は左眼窩）

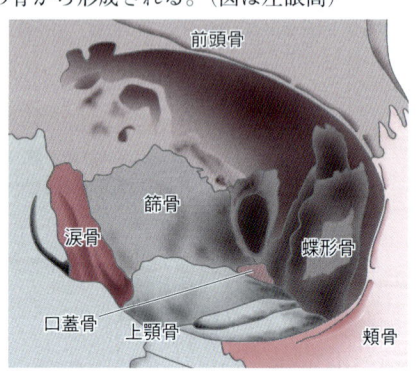

前頭骨
篩骨
涙骨
蝶形骨
口蓋骨　上顎骨
頬骨

■骨折のタイプと症状

骨折のタイプ		
Punch out 骨折	眼窩内壁および下壁の打ち抜き型の欠損を伴う骨折：大人の骨折に多いタイプ。眼球陥没を生じやすい	
Linear 骨折	眼窩下壁の線状の骨折：小児の骨折に特徴的。下直筋の絞扼により強い複視を生じる (White eyed blowout)	

3. 眼窩骨折

発生のメカニズム	実際は下記のどちらか、または両者の複合によって生じるとされる
Hydraulic セオリー	眼窩打撲による眼窩内圧の上昇 →脆弱な眼窩内壁と下壁が破綻
Buckling セオリー	眼窩株打撲によって眼窩下壁が湾曲 →眼窩下壁の破綻
臨床症状	複視、眼球陥没、結膜浮腫、内出血、眼窩下神経領域（V2）のしびれ、眼内疼痛、悪心（迷走神経刺激症状：Linear 骨折などで、下直筋が直接絞扼されると生じる）

■診断

画像診断（CT） Punch out 骨折	・眼窩壁の骨折の状態と眼窩内容の脱出を確認する ・下直筋の絞扼はまれ
Linear 骨折	・線状の骨折に下直筋の嵌頓を確認する ・浮腫や阻血により下直筋の膨隆像や、消失*（Missing rectus 現象）を時に認める
眼科的診断	Hess chart：両目の眼球運動の評価 Diplopia field（両眼単一視野検査）：機能的複視の発生の評価（両眼視において複視がでない範囲が示される）

[文献]

*Yano H, et al : Urgent rescue of 'missing rectus' in blowout fracture. J Plast Reconstr Aesthet Surg 62 : 301-304, 2009

4 顔面骨骨折

■治療

アプローチ	経結膜切開： 下壁〜内壁低位まで対応可能	
	内眼角 W 切開： 内眼角靱帯の上方まで内壁の陥没 が広がっている場合	
再建材料	自家骨：腸骨、耳介軟骨、頭蓋骨外板など 人工物：チタンメッシュ、ポーラスポリエチレン（Medpor®）など	
手術適応と時期 緊急手術の 適応	強度の眼球運動制限と複視 小児の Linear 骨折にともなう複視 CT にて明らかな下直筋の絞扼所見（膨隆、Missing rectus）	
	上記以外の複視→2 週間ほど待機→改善傾向に乏しければ 手術	
眼球陥没に ついて	複視がなければ整容目的 陥没>2mm、かつ患者希望あり→手術	

【文献】

・Jordan DR, et al：Intervention within days for some orbital floor fractures ; The white-eyed blowout. Ophthal Plast Reconstr Surg 14：379-390, 1998

4. 前頭骨骨折

■前頭部解剖

前頭骨骨折の治療には、前頭洞の解剖とそのドレナージ経路を理解する。

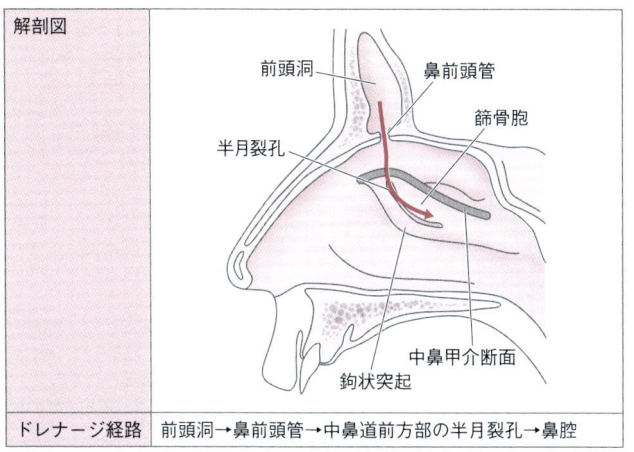

解剖図	(前頭洞、鼻前頭管、篩骨胞、半月裂孔、中鼻甲介断面、鉤状突起)
ドレナージ経路	前頭洞→鼻前頭管→中鼻道前方部の半月裂孔→鼻腔

Tips
■前頭洞は2歳ころより発達しはじめ、12歳ころに成人の大きさとなる。

■診断

臨床診断	・前頭部の挫傷、変形のチェック ・髄液鼻漏（Rhinorrhea）のチェック ・前頭神経の麻痺の確認 ・複視、眼球運動、瞳孔反射、視力など（上眼窩裂症候群や眼窩漏斗尖部症候群を念頭）の眼科的チェック ・嗅覚（前頭蓋篩板の損傷）のチェック
画像診断 CTが必須	・前壁、後壁、前頭洞底のチェック ・頭蓋内気腫、脳実質損傷のチェック ・その他骨折のチェック

4 顔面骨骨折

■治療
●前頭洞に対する処置方法

	方法	特徴
鼻前頭管ドレナージ （Drainage）	・鼻前頭管を頭側から開大して鼻腔、篩骨洞に解放してドレーンを留置 ・ドレーンは4週間程度維持する	・後壁のシールドが保たれて髄液漏のない場合に適応 ・前頭洞を可能な限り温存し、ドレナージ機能を維持
頭蓋化 （Cranialization）	・粉砕した後壁を削除して洞粘膜を除去し、前頭洞を頭蓋化する。 ・通常ドレナージとともに行い、同時に骨膜弁などで頭蓋と副鼻腔を遮断する	・後壁のシールドが破壊され、さらに硬膜損傷など髄液漏のある場合で用いられる ・洞粘膜はバーなどで骨面を削除しながら除去
充填閉鎖法 （Obliteration）	・粘膜の除去後の前頭洞を、骨や遊離皮弁などで充填閉鎖する方法	・粘膜の処理が悪いと、前頭洞のう腫（Mucocele）や、膿のう腫（Pyocele）を生じる ・洞構造が保たれていればドレナージ、粉砕していれば頭蓋化が選択されるので、現在ではあまり選択されない

●治療アルゴリズム

前頭洞のドレナージ機能の維持と同時に前額形態を再建するのが基本方針となる。

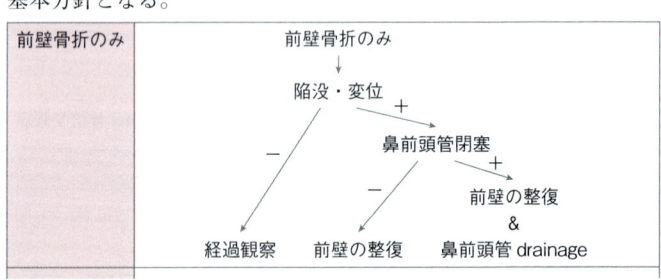

前壁骨折のみ	前壁骨折のみ ↓ 陥没・変位 　　　＋ 　　　→鼻前頭管閉塞 　　　　　　＋ 　　　　　　→前壁の整復 －／　－／　　＆ 経過観察　前壁の整復　鼻前頭管 drainage

124

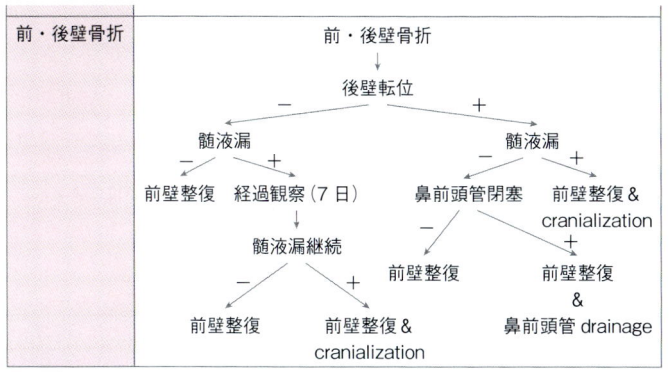

4. 前頭骨骨折

前・後壁骨折	
	前・後壁骨折 ↓ 後壁転位 ─ / ＋ 髄液漏 （左側： − / ＋）　　髄液漏 （右側： − / ＋） 左側 −：前壁整復　経過観察（7日） 左側 ＋：髄液漏継続 → −：前壁整復／＋：前壁整復 & cranialization 右側 −：鼻前頭管閉塞 → −：前壁整復／＋：前壁整復 & 鼻前頭管 drainage 右側 ＋：前壁整復 & cranialization

Tips
■ 後壁骨折の程度と髄液漏の有無によって治療方針が決定される。
■ 前壁骨折による陥没変形だけの場合、陳旧化させてから後日人工骨などで陥没を修復してもよい。
■ Cranialization 後は、骨膜弁や帽状腱膜弁で被覆して頭蓋内との交通を遮断する。

●術後管理

	注意点
前頭骨折術後管理	セミファーラー位でベッド上安静（3〜4日） 鼻腔内パッキングは禁止（ドレナージ路の確保のため） 鼻かみ、息ごらえ禁止（1カ月） 長期経過観察の必要性（Mucocele、Pyocele 出現のチェック）

【文献】
・Bell RB, et al : A protocol for the management of frontal sinus fractures emphasizing sinus preservation. J Oral Maxillofac Surg 65 : 825-839, 2007

4 顔面骨骨折

5. 鼻篩骨骨折

■症状

特徴的外観	内眼角部離開、内眼角鈍化（内眼角付着部骨片の転位による） 鼻根部～鼻背の扁平化 眼窩縁の段差 眼部周囲の内出血と浮腫 結膜下血腫
機能障害	涙道損傷・閉塞
その他	前頭骨骨折・眼窩骨折の合併

■画像診断

CT が必須（特に Axial 像、Coronal 像、3DCT が有用）。

■分類

骨折型	特徴	シェーマ
Type I	Central segment*が一塊となった単純骨折	
Type II	Central segment を除いた粉砕骨折	
Type III	Central segment を含む粉砕骨折	

5. 鼻篩骨骨折

*Central segment…内眼角靱帯の付着した骨片

Tips
■靱帯自体が断裂するのは非常に少ない。3％程度。

【文献】
・Markowitz BL, et al : The importance of the central fragment in classification and treatment. Plast Reconstr Surg 87 : 843-853, 1991

■治療

内眼角部の再建	
Type Ⅰ	骨片の整復とプレート固定
Type Ⅱ	＋ Central segment の transnasal wiring
Type Ⅲ	＋内眼角靱帯の transnasal wiring（＋骨移植）
鼻背の再建	
粉砕が高度	鼻背部一期的骨移植：Cantilever 法 （粉砕骨折→固定性低下→鼻腔粘膜のライニング拘縮→術後の鞍鼻・短鼻変形） Cantilever 法
粉砕が中等度以下	骨接合のみ （鞍鼻短鼻が経過で生じれば二期的に鼻背に骨移植）
涙道損傷	
挫創による直接損傷	初回手術時に吻合（涙小管レベルが多い）
骨性鼻涙管レベルでの狭窄	整復手術後経過観察→約80％が改善* 閉塞残存→涙嚢鼻腔吻合術

【文献】
*Cruse CW, et al : Naso-ethmoid-orbital fractures. J Trauma. 20 : 551-556, 1980

4 顔面骨骨折

6. 上顎骨骨折

■症状

特徴的な臨床所見
・顔面の高度腫脹
・大量鼻出血
・眼周囲の内出血斑
・骨折線に一致した段差、圧痛、軋轢音（crepitus）
・歯周組織の知覚異常
・口蓋粘膜出血斑
・咬合異常（sagittal fracture の合併で顕著となる）
・上顎の動揺性（LIで著明に認められる）

■分類

Le fort I～III 型骨折に sagittal fracture を加えた4つの型に大別される。

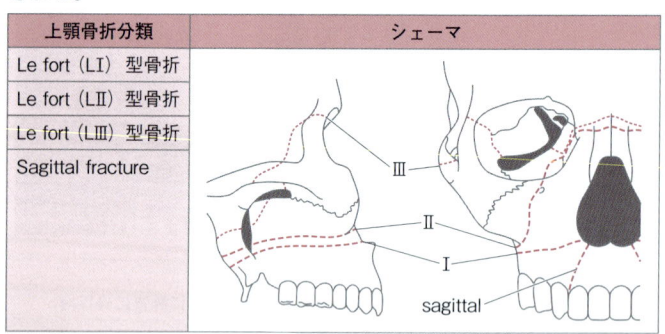

上顎骨折分類	シェーマ
Le fort（LI）型骨折	
Le fort（LII）型骨折	
Le fort（LIII）型骨折	
Sagittal fracture	

Tips
■Sagittal fracture は Le fort I 型骨折に合併する。

■画像診断

CT が必須（特に Axial 像、Coronal 像、3DCT が有用）。
顔面全体の骨折の状態把握、sagittal fracture の有無の確認を行う。

6. 上顎骨折

■合併症

頭蓋底損傷[*1]	髄液鼻漏、嗅覚障害
他の合併骨折[*2]	前頭骨、鼻篩骨、眼窩などの骨折の合併

[*1] 頭蓋底損傷…LⅡ、Ⅲ型骨折に見られ、嗅覚の障害は約半数に認められる。
[*2] 他の合併骨折…基本的にLI～LⅢ型の単独骨折は少なく、複合型骨折、また上記骨折を合併することがほとんどである。

■治療

目的		受傷前の咬合の再建（機能再建） 上顎の3次元的位置の再建（整容再建）
手法		観血的骨接合による rigid fixation を基本とする
	通常	Top to bottom approach による buttress 構造の再現 **顔面の3つの垂直的 buttress** A: Nasomaxillary buttress B: Zygomatic maxillary buttress C: Pterygomaxillary buttress
	Buttress の粉砕が激しい場合	Bottom to top approach による下顎を基準とした整復
	Sagittal fracture がある場合	sagittal fracture bite sprint 正確な咬合の再建には、咬合器を使用した咬合の再現モデル（set up モデル）による bite sprint の作成が必須

4 顔面骨骨折

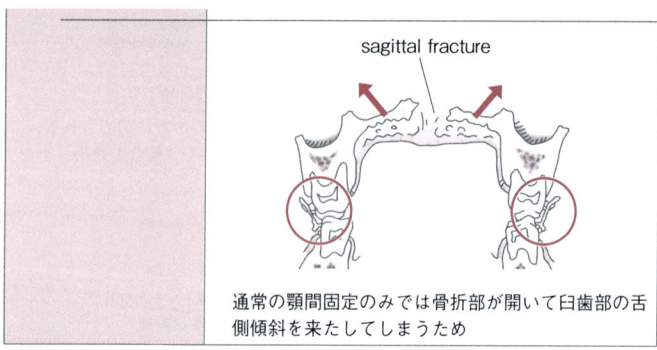

sagittal fracture

通常の顎間固定のみでは骨折部が開いて臼歯部の舌側傾斜を来たしてしまうため

Tips
- プレートの固定は上記の buttress での固定が有効。
- 通常は nasomaxillary buttress と zygomatic maxillary buttress の 2 カ所を含めて骨固定を行う。

【文献】
・Gruss JS, et al : Complex maxillary fractures : role of buttress reconstruction and immediate bone grafts. Plast Reconstr Surg 78 : 9-22, 1896

7. 下顎骨骨折

■症状
- 咬合異常（開口、交叉咬合）
- 歯列弓の形態変化
- 顔面下1/3の形態変化（おとがいのズレ：関節突起部で強い）
- 歯周囲、おとがい神経領域の知覚異常
- 口腔底の出血斑

■骨折の部位と頻度
暴行と交通外傷による受傷が多い。
暴行では角部、交通外傷では体部の骨折が多い。

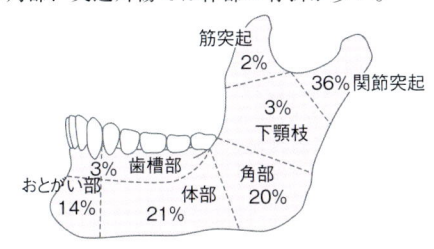

筋突起 2%
関節突起 36%
下顎枝 3%
歯槽部 3%
おとがい部 14%
体部 21%
角部 20%

【文献】
・Aston SJ, et al : Grabb and Smith's Plastic Surgery, 5th ed. Thorne CH, eds. Lippincott, Philadelphia, 1997

●骨折後の転位形態
骨片の転位は、骨折形態とそれぞれの咀嚼筋によって決まる。

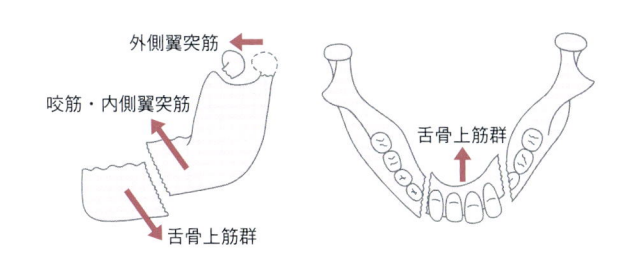

外側翼突筋
咬筋・内側翼突筋
舌骨上筋群
舌骨上筋群

4 顔面骨骨折

■画像診断

CT は必ずしも必要ではない。

	種類	チェックポイント
単純 X 線	パノラマ撮影 （オルソパントモグラフィー）	歯牙の損傷、脱臼を含めた下顎全体の状態 下歯槽神経の走行
	正面（P-A）、側面、両斜位	実際の下顎骨折線と転位
	Town	関節突起の骨折と転位

■治療

●治療原理

治療の principle には大きく分けて AO/ASIF 理論と Champy 理論[*1] の2つがある。

	AO/ASIF 理論	Champy 理論
概念	・咬合力によって開大力がかかる部位（tensile side）と圧迫力がかかる部位（compression side）の両者を強固にプレーティングする	・基本的には開大力（tensile）をコントロールする。その際骨癒合に理想とされる位置（Champy line）に必要最小限のプレーティングを行う
固定の実際	ミニプレート ロッキングプレート	ミニプレート Champy line
	・Tensile side にはミニプレートで load-sharing、compression side にはロッキングプレート等で load-bearing を行う	・Champy line にそってミニプレートで固定する ・第1小臼歯より近心の骨折には、4～5離した2枚のミニプレートを使用

| 特徴 | ・強固な固定のため顎間固定はほぼ不要
・第3骨片を伴う不安定な骨折にも対応[*2]
・プレートが大きいため、アプローチの切開も剝離も大きく、口内法のみでは難しい | ・術式が合理的で単純、侵襲も低い
・第3骨片を伴う不安定な骨折には不可
・ほとんどの場合、口内法のアプローチで可能 |

【文献】

[*1] Champy M, et al : Mandibular osteosynthesis by miniature screwed plates via a buccal approach. J Maxillofac Surg 6 : 14-21, 1978

[*2] Ellis E, et al : Treatment considerations for comminuted mandibular fracture. J Oral Maxillofac Surg 61 : 861-870, 2003

●骨折線に一致した歯牙の扱い

抜歯を考慮する条件

・動揺性が強い
・歯周病が強い
・整復不能
・根尖病巣がある（X線で根尖に透過像）
・歯根部の骨折がある
・歯根が露出している

●関節突起骨折における治療

関節突起骨折	保存加療	観血的骨接合
手法	・患側の Class II 顎間ゴム牽引	・耳前部切開からのプレート固定
適応	・幼小児例 ・転位の小さい骨折 ・関節内骨折	・転位の強い関節外の（脱臼）骨折 ・両側骨折例

Tips

■保存治療、手術治療を問わず、受傷後できるだけ早期に開口訓練を行うことが重要。
■現在ではルーチンとして顎間固定を行う必要はないとされている。

【文献】

・Throckmorton GS, et al : Recovery of mandibular motion after closed and open treatment of unilateral mandibular condylar process fracture. J Oral Maxillofac Surg 47 : 1303-1306, 1989

5 顔面の再建

1. 頭部再建
2. 眼瞼再建
3. 外鼻再建
4. 口唇再建

5 顔面の再建

1. 頭部再建

■頭皮の解剖

浅層から S-C-A-L-P の5層構造となっている。

S	skin	皮膚	約3〜8mm
C	subcutaneous tissue	皮下組織	血管、リンパ管、神経が存在
A	aponeurotic layer	帽状腱膜	強固な膜で、前頭筋と後頭筋に連続
L	loose areolar tissue	疎結織	別称 subgaleal fascia、頭皮の可動性をもたらす
P	pericuranium	骨膜	頭蓋骨に強固に癒着

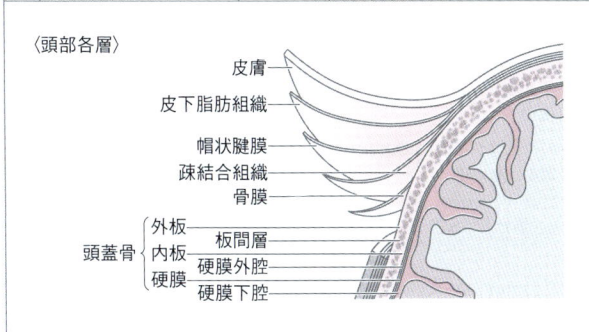

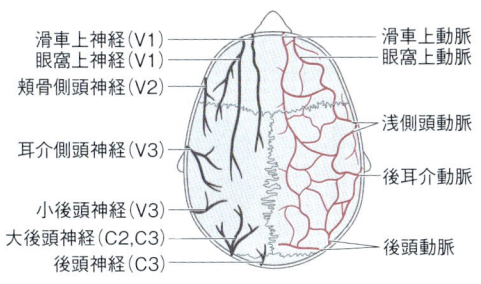

〈頭部各層〉

- 皮膚
- 皮下脂肪組織
- 帽状腱膜
- 疎結合組織
- 骨膜
- 頭蓋骨
  - 外板
  - 内板 — 板間層
  - 硬膜 — 硬膜外腔
  - 硬膜下腔

〈頭皮の血管と神経〉

- 滑車上神経(V1)
- 眼窩上神経(V1)
- 頬骨側頭神経(V2)
- 耳介側頭神経(V3)
- 小後頭神経(V3)
- 大後頭神経(C2,C3)
- 後頭神経(C3)

- 滑車上動脈
- 眼窩上動脈
- 浅側頭動脈
- 後耳介動脈
- 後頭動脈

137

5 顔面の再建

■再建術式

	再建における特徴・注意点	小欠損 (< 2cm²)	中欠損 (2〜25cm²)	大欠損 (> 25cm²)
前額部	・生え際のラインを自然に保つのが重要 ・前額部を広範に剥離することで可動性を獲得する	単純縫縮 局所皮弁 (皮下茎皮弁、菱形皮弁)	局所皮弁 (Rotation advancement 皮弁)	エキスパンダー Juri 皮弁 遊離皮弁
側頭部	・頭部の中では比較的可動性が高い	単純縫縮 局所皮弁 (VY 皮弁、菱形皮弁)	局所皮弁 (Rotation advancement 皮弁、Bilobed 皮弁)	エキスパンダー 遊離皮弁
頭頂部	・最も可動性に乏しい部位 ・つむじは温存する 中程度の欠損でも広範囲の剥離と、複数の局所皮弁を組み合わせる必要があることが多い	単純縫縮 局所皮弁 (菱形皮弁)	局所皮弁 (Rotation advancement 皮弁 :時に複数方向からの皮弁)	エキスパンダー Bipedicle 皮弁＋植皮 遊離皮弁
後頭部	・多少の可動性があるが、頭皮は厚く硬い。帽状腱膜下での剥離もやや出血が多くなる	単純縫縮	局所皮弁 (Rotation advancement 皮弁、Bilobed 皮弁＋植皮)	エキスパンダー 遊離皮弁

【文献】

・Marchac D : Deformities of the forehead, scalp, and cranial vault. Plastic Surgery, edited by McCarthy JG. pp 1538-1574, WB Saunders, Philadelphia, 1990

■再建例

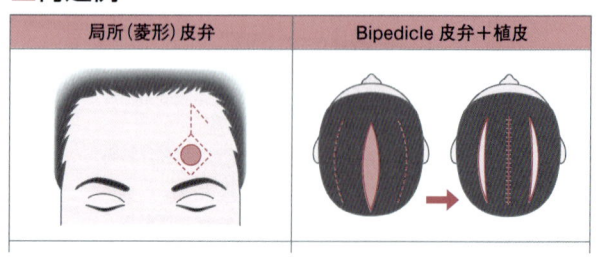

局所(菱形)皮弁	Bipedicle 皮弁＋植皮

1. 頭部再建

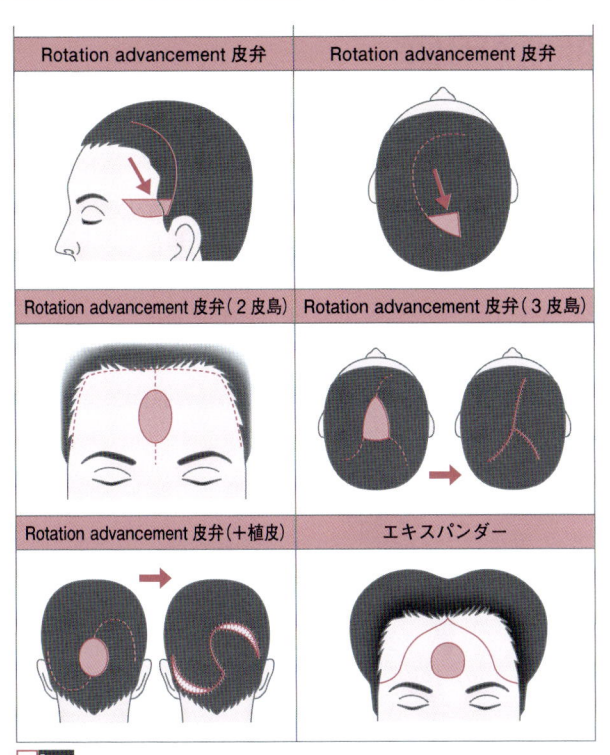

Rotation advancement 皮弁	Rotation advancement 皮弁
Rotation advancement 皮弁（2皮島）	Rotation advancement 皮弁（3皮島）
Rotation advancement 皮弁（＋植皮）	エキスパンダー

Tips
- エキスパンダー：約50％までの欠損は被覆可能
- 遊離皮弁：広背筋皮弁、大網弁（＋植皮）、前外側大腿皮弁などがよく使用される。
- 禿髪部に対しては単一植毛術も有効
- 中等度以上の欠損に対しては、無理に局所皮弁を組み合わせるよりもエキスパンダーの方が、どの部位の欠損であっても安定した結果が得られやすい。

5 顔面の再建

2. 眼瞼再建

■解剖

眼瞼皮膚は身体の中で最も薄く、瘢痕が目立ちにくい。また、血管のネットワークが非常に豊富である。

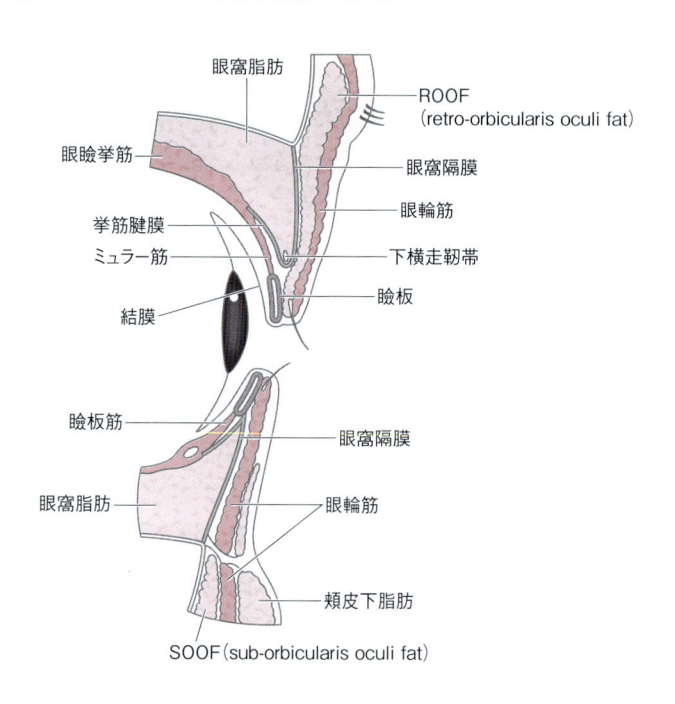

- 眼窩脂肪
- ROOF（retro-orbicularis oculi fat）
- 眼瞼挙筋
- 眼窩隔膜
- 挙筋腱膜
- 眼輪筋
- ミュラー筋
- 下横走靭帯
- 結膜
- 瞼板
- 瞼板筋
- 眼窩隔膜
- 眼窩脂肪
- 眼輪筋
- 頬皮下脂肪
- SOOF（sub-orbicularis oculi fat）

2. 眼瞼再建

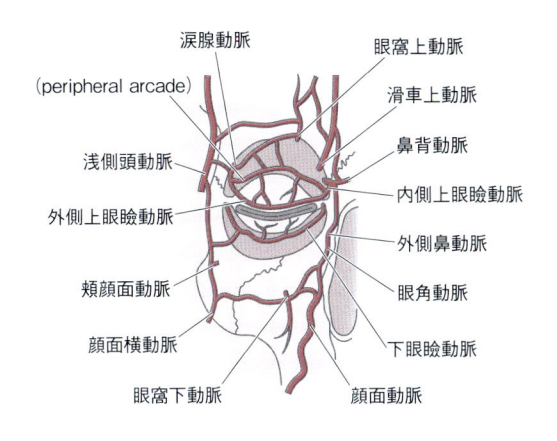

涙腺動脈
(peripheral arcade)
眼窩上動脈
滑車上動脈
浅側頭動脈
鼻背動脈
外側上眼瞼動脈
内側上眼瞼動脈
頬顔面動脈
外側鼻動脈
顔面横動脈
眼角動脈
眼窩下動脈
下眼瞼動脈
顔面動脈

(美容塾:セレクト美容塾・眼瞼.改訂第2版、克誠堂出版、東京、2006 より引用一部改変)

眼瞼構造（3層構造）	前葉：皮膚、眼輪筋
	中葉：眼窩隔膜
	後葉：瞼板、内外眼角靱帯、capsulopalpebral fascia、結膜
瞼板	上眼瞼：長さ12〜15mm、厚さ1〜2mm
	下眼瞼：長さ9〜12mm、厚さ1〜2mm
上眼瞼の開瞼筋 　　Müller muscle	交感神経支配、眼瞼を2〜3mm挙上する 起始：眼瞼挙筋裏面、停止：瞼板
眼瞼挙筋	動眼神経支配 起始：蝶形骨小翼、停止：瞼板
下眼瞼の開瞼筋 　　capslopalpebral fascia	起始：Lockwood靱帯、停止：瞼板

Tips

■眼瞼の再建にあたっては、前葉、後葉のどの組織がどの程度欠損しているかを把握してそれに対する移植を行うことが重要である。

5 顔面の再建

■欠損部位と対応する移植組織

皮膚	全層皮膚（対側眼瞼皮膚など）
結膜＋瞼板	口蓋粘膜、頬粘膜＋耳介軟骨、鼻粘膜付き鼻中隔軟骨
結膜	頬粘膜、鼻粘膜

Tips
■鼻粘膜を結膜欠損に用いた場合、術後にやや収縮しやすい（20〜40％）。

■欠損幅による再建アルゴリズム（上眼瞼、下眼瞼共通）

＜35％	単純縫縮
35〜50％	Canthotomy や cantholysis を用いて単純縫縮
50〜75％	局所（筋）皮弁
＞75％	頬・前額・側頭などからの皮弁、上眼瞼の場合は下眼瞼からの switch flap など

Tips
■老人であれば40％程度の欠損でも単純縫縮が可能なこともある。

■代表的な局所皮弁の種類

上眼瞼再建	下眼瞼再建
・Tenzel Semicircular 皮弁（60％まで） ・Cutler-Beard 皮弁（全欠損） ・側頭前額皮弁 Fricke 皮弁（大欠損） 　前額皮弁（大欠損：下眼瞼〜内眼角にも使用可） ・下眼瞼からの swich 皮弁（＋頬回転皮弁で全欠損）　など	・Tripier 皮弁（上眼瞼からの二茎筋皮弁） ・Tenzel Semicircular 皮弁（60％まで） ・Hughes 瞼板結膜弁（瞼板＋結膜のみ） ・Cheek rotation 皮弁 ・Lateral orbital 皮弁 ・Nasolavial 皮弁　など
上眼瞼の Tenzel Semicircular 皮弁	Tripier 皮弁

2. 眼瞼再建

Cutler-Beard 皮弁	Hughes 瞼板結膜弁
Fricke 皮弁	Cheek rotation 皮弁
Forehead 皮弁	Lateral orbital 皮弁
下眼瞼からの Switch 皮弁 (Mustardé) a) b) c) d)	Nasolabial 皮弁

5 顔面の再建

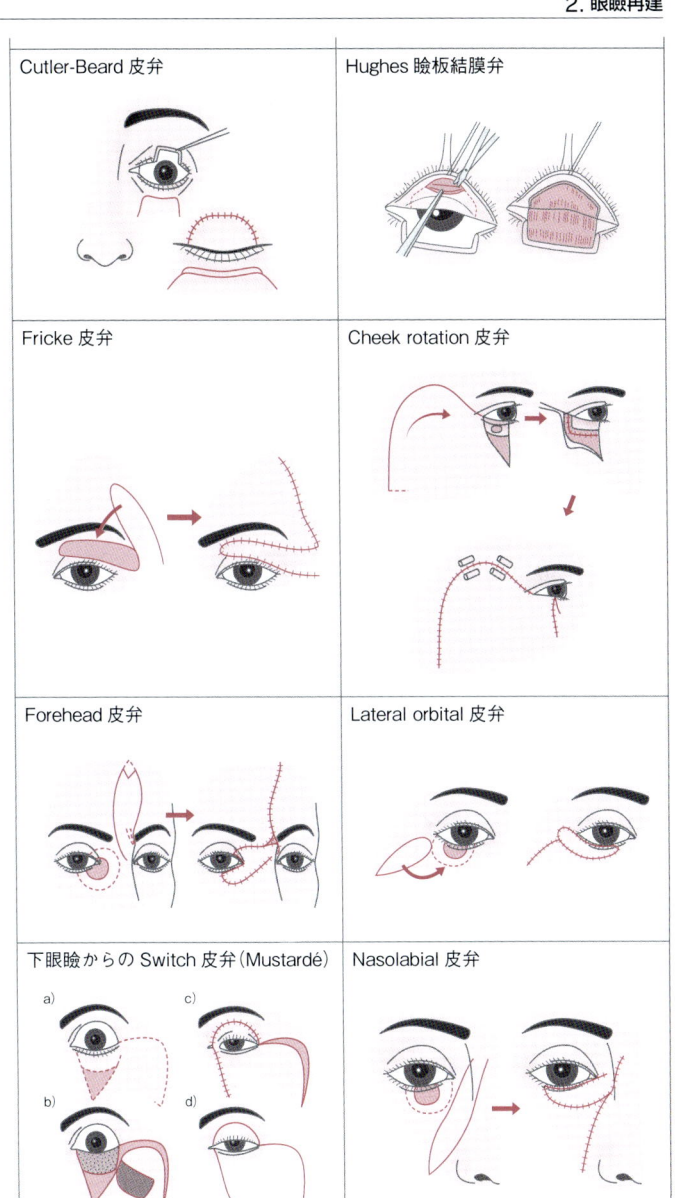

5 顔面の再建

3. 外鼻再建

■解剖
●各名称

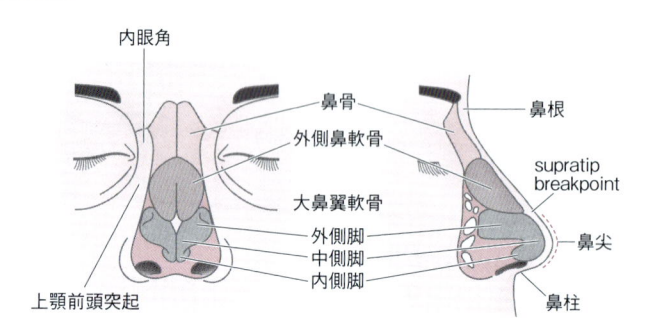

内眼角
鼻骨
外側鼻軟骨
大鼻翼軟骨
外側脚
中側脚
内側脚
上顎前頭突起
鼻根
supratip breakpoint
鼻尖
鼻柱

●血管走行

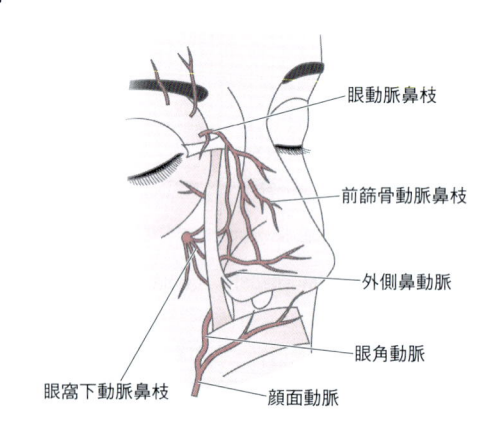

眼動脈鼻枝
前篩骨動脈鼻枝
外側鼻動脈
眼角動脈
眼窩下動脈鼻枝
顔面動脈

●外鼻のサブユニット分類
外鼻全体を5つのサブユニットとして考える。

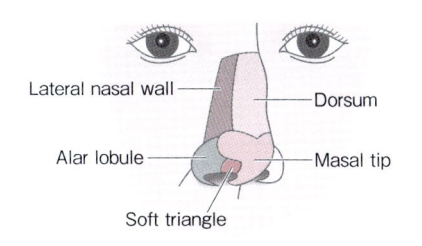

3. 外鼻再建

- Lateral nasal wall
- Dorsum
- Alar lobule
- Nasal tip
- Soft triangle

Tips
■ サブユニットの50%以上の欠損があれば、サブユニット全体での再建を考慮する。

[文献]
・Burget GC, et al : The subunit principle in nasal reconstruction. Plast Reconstr Surg 76 : 239-247, 1985

●外鼻とZone分類
皮膚の厚みにより3つのZoneに分ける。

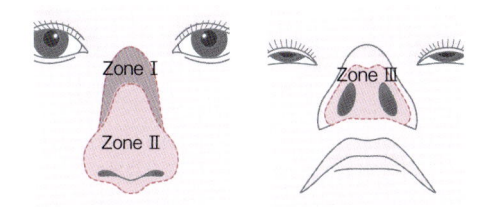

Zone Ⅰ / Zone Ⅱ / Zone Ⅲ

部位	Zone Ⅰ	Zone Ⅱ	Zone Ⅲ
皮膚の厚み	薄い (1300um)	厚い (2400um)	やや薄い
可動性	++	−	+

Tips
■ 鼻背皮膚は薄く、鼻尖と鼻翼の皮膚は厚い。
■ Zone Ⅰの皮膚は耳前部および耳後部皮膚と、Zone Ⅱの皮膚は前額および鼻唇溝皮膚と厚みが似ている。

[文献]
・Burget GC, et al : The subunit principle in nasal reconstruction. Plast Reconstr Surg 76 : 239-247, 1985

■再建術式

外鼻皮膚、フレームワーク（鼻骨、鼻軟骨、鼻中隔軟骨）、ライニング（粘膜）の3つの構成要素における欠損をそれぞれに評価して、対応する再建を行う。

5 顔面の再建

●外鼻皮膚の再建

	Zone I	Zone II
小欠損 (< 1.5cm)	耳前部からの植皮 Zone I 内での局所皮弁	前額部からの植皮 Rhomboid 皮弁、Bilobe 皮弁
中欠損 (> 1.5cm)	耳前部からの植皮 (ユニットでの移植を考慮) Forehead 皮弁	Nasolabial 皮弁、Nasalis 皮弁 Axial frontnasal 皮弁、 Forehead 皮弁
(亜)全欠損	Forehead 皮弁、Scalping 皮弁、Washio 皮弁、遊離皮弁など	
再建例	耳輪脚からの植皮 (Composite)	前額からの植皮
	Rhomboid 皮弁	Bilobe 皮弁
	Nasolabial 皮弁	Axial frontnasal 皮弁 (眼角動脈が茎)
	Scalping 皮弁 前頭筋/骨膜	Temporomastoid (Washio) 皮弁

146

3. 外鼻再建

Zone Ⅲ
外耳皮膚（耳輪脚など）からの植皮、または Composite graft
Nasolabial 皮弁 遊離皮弁（Forearm 皮弁など）
Nasalis 皮弁（鼻筋を茎とする）
Forehead 皮弁

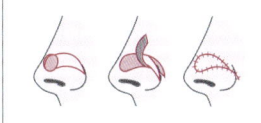

Tips

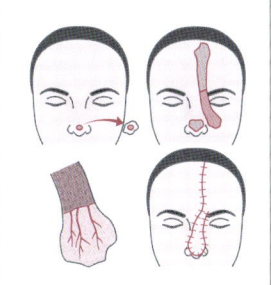

- 鼻尖などの欠損部に皮弁を移植する際には、一期的に皮弁を thinning して周囲皮膚の厚みとできるだけ合わせる。
- （亜）全欠損などの外鼻皮膚再建の第1選択は Forehead 皮弁である。これが使用できないときには遊離皮弁を移植するが、色調、質感、形状ともに劣る。

5 顔面の再建

●フレームワークの再建

部位的には以下の3つに分けて再建する。

鼻正中部	肋軟骨板による鼻中隔再建	鼻背への骨（軟骨）移植	
		Cantilever	Strut technique
	移植軟骨		
鼻軟骨部	大鼻翼軟骨の解剖学的再建	Columella strut 追加	Tip graft 追加
	外側脚／中間脚／内側脚	移植軟骨	移植軟骨
鼻孔縁	Alar contour graft 移植軟骨		

Tips

- 鼻正中の再建で、残存鼻中隔を前方移動させる Hinged septal flap 法があるが、日本人は鼻中隔が大きくないため向かない場合が多い。
- Alar contour graft：鼻孔縁を補強することで良好な鼻翼形態を維持する（鼻孔にかかる鼻翼欠損にときに使用される）。

3. 外鼻再建

●ライニングの再建

小欠損	Turnover 皮弁 （辺縁周囲皮膚を反転させて裏打ちとする）	Bipedicle lining 皮弁 （欠損部頭側の鼻粘膜を移動）
中欠損	Nasolabial lining 皮弁	Turnback nasolabial back 皮弁 （皮弁を折り返してライニングと外鼻皮膚を同時再建）
	Septal flap （上口唇動脈の鼻中隔枝が血管茎） 同側 反対側	Forehead 皮弁＋裏打ち植皮 （Forehead 皮弁の裏に植皮を移植してライニングを作成）
大欠損	遊離皮弁（薄い前腕皮弁が使用されることが多い）	

Tips

- ライニングの再建は、外鼻再建における Key stone である。
- 広範囲の外鼻皮膚の再建は Forehead 皮弁が最も優れている。そのためライニング再建には別の手段を選び、遊離皮弁などを積極的に使用して十分量を再建するのが重要。

5 顔面の再建

4. 口唇再建

■解剖

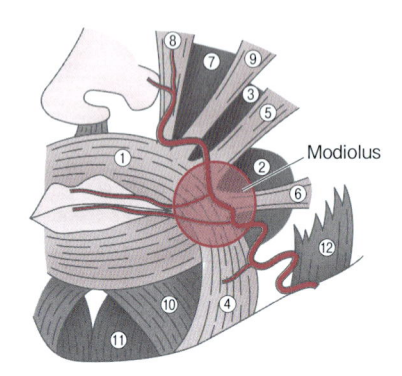

Modiolus (labii)：口唇軸

●口唇周囲の表情筋群

Group Ⅰ	Group Ⅱ	Group Ⅲ
Modiolus に停止する筋群	上口唇に停止する筋群	下口唇に停止する筋群
① 口輪筋 ② 頬筋 ③ 口角挙筋 ④ 口角下制筋 ⑤ 大頬骨筋 ⑥ 笑筋	⑦ 上唇挙筋 ⑧ 上唇鼻翼挙筋 ⑨ 小頬骨筋	⑩ 下口唇下制筋 ⑪ おとがい筋 ⑫ 浅頚筋

4. 口唇再建

■再建術式
●上口唇再建アルゴリズム

欠損			術式
1/3 まで	中心部欠損		Perialar crescentic excision
	白唇のみ		Nasolabilal 皮弁
	側方欠損		単純縫縮
1/3〜2/3	中心部欠損		Abbe 皮弁＋Perialar crescentic excision/ Karapandzic 皮弁
	側方欠損	口角も Philtrum も含まない欠損	Abbe 皮弁
		口角を含む欠損	Estlander 皮弁
		口角と Philtrum を含む欠損	Estlander 皮弁＋対側の Perialar crescentic excision
2/3 以上	頬部組織が十分に残存	中心部欠損	Bernard-Burow
		側方欠損	同側の Bernard-Burow ＋対側の Perialar crescentic excision
	頬部組織も欠損		遠隔/遊離皮弁

●下口唇再建アルゴリズム

欠損		術式
1/3 まで		単純縫縮
1/3〜2/3	口唇組織が十分残存 / 口角を含む欠損	Karapandzic 皮弁/Estlander 皮弁
	口角を含まない欠損	Abbe 皮弁/Karapandzic 皮弁/Schucardt 皮弁
	口唇組織が大きく欠損	Bernard-Burow
2/3 以上	頬部組織が十分に残存	Karapandzic 皮弁/Bernard-Burow
		同側の Bernard-Burow ＋対側の Perialar crescentic excision
	頬部組織も欠損	遠隔/遊離皮弁

5 顔面の再建

●各種再建術式

術式シェーマ
上口唇再建：Abbe 皮弁 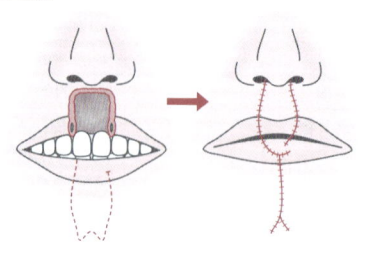
上口唇再建：Abbe 皮弁 + Perialar crescentic excision 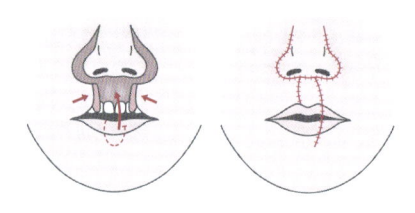
上口唇再建：Estlander 皮弁 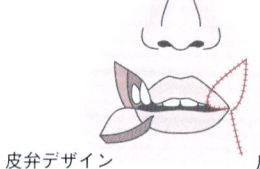 皮弁デザイン　　　皮弁縫着後

4. 口唇再建

上口唇再建：Karapandzic 皮弁

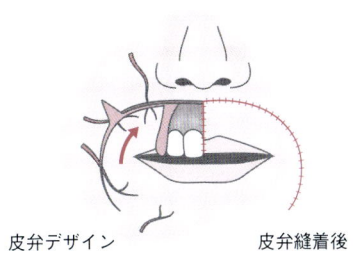

皮弁デザイン　　　　　皮弁縫着後

下口唇再建：Estlander 皮弁

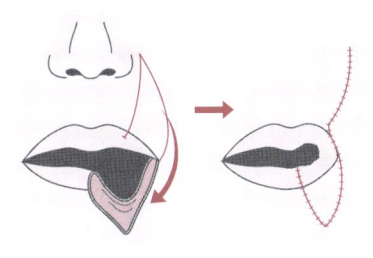

下口唇再建：Karapandzic 皮弁

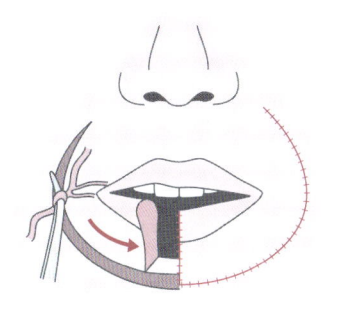

5 顔面の再建

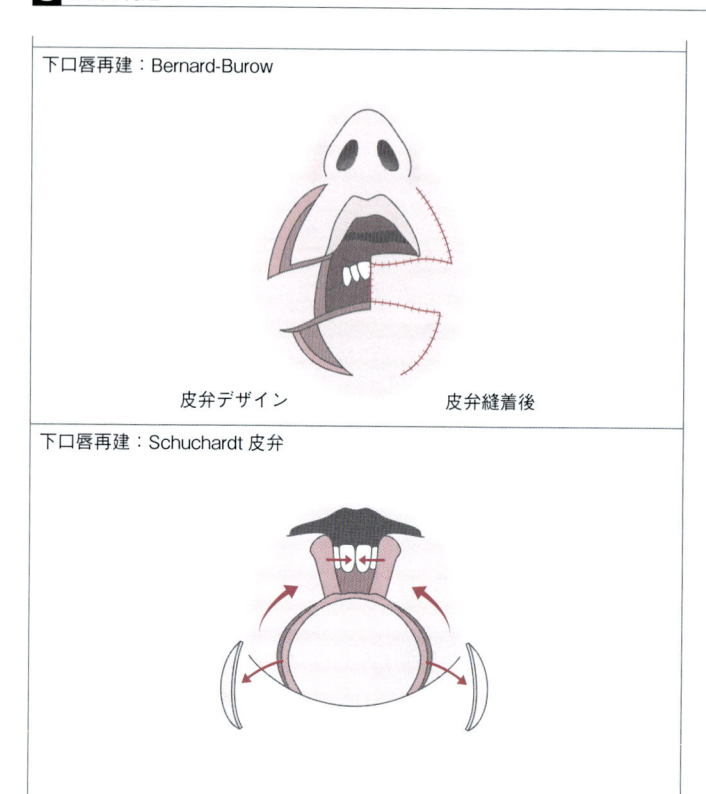

下口唇再建：Bernard-Burow

皮弁デザイン　　　　　皮弁縫着後

下口唇再建：Schuchardt 皮弁

【文献】

・Janis JE : Essentials of Plastic Surgery Handbook. Quality Medical Pub, St Louis, 2007

6 頭頸部腫瘍と再建

1. 頭頸部悪性腫瘍・総論
2. 頭頸部悪性腫瘍・各論
3. 頭頸部良性腫瘍
4. 頭頸部再建

6 頭頸部腫瘍と再建

1. 頭頸部悪性腫瘍・総論

■一般的特徴

組織	扁平上皮癌がほとんど（口蓋扁桃と唾液腺、甲状腺は除く）
疫学	全ての癌の5％程度、舌癌が最も多い 口腔咽頭癌8.6人、喉頭癌2.8人（人口10万人対）
治療	手術 and/or 放射線治療、（多剤）化学療法 and 放射線の同時使用。 ただし、上咽頭、扁桃悪性リンパ腫では放射線治療が主体となる

■病期分類（TNM分類による）

Stage 0	Tis N0 M0
Stage Ⅰ	T1 N0 M0
Stage Ⅱ	T2 N0 M0
Stage Ⅲ	T3 N0 M0／T1〜3 N1 M0
Stage Ⅳ A	T4a N0-1 M0／T1〜4a N2 M0
B	T4b N0-2 M0／全てのT N3 M0
C	全てのT／全てのN M1

■亜部位の分類

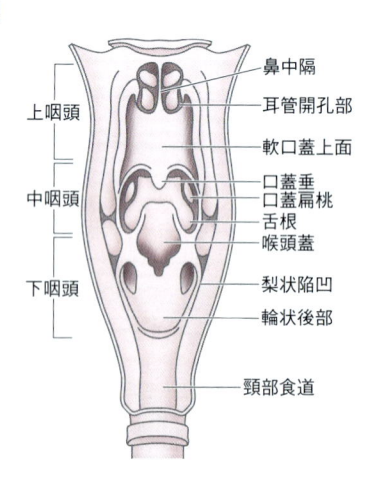

- 上咽頭
  - 鼻中隔
  - 耳管開孔部
  - 軟口蓋上面
- 中咽頭
  - 口蓋垂
  - 口蓋扁桃
  - 舌根
  - 喉頭蓋
- 下咽頭
  - 梨状陥凹
  - 輪状後部
- 頸部食道

1. 頭頸部悪性腫瘍・総論

口唇および口腔		
	口唇	上唇、下唇、唇交連
	口腔	頬粘膜 　上下唇粘膜面、頬粘膜面、臼後部、上・下頬歯槽溝
		上歯槽＋歯肉
		下歯槽＋歯肉
		硬口蓋
		舌 　有郭乳頭より前（前方2/3）の舌背＋舌縁、下面
		口腔底
咽頭	上咽頭	後上壁（硬＋軟口蓋の接合部〜頭蓋底）
		側壁
		下壁（軟口蓋上面）
	中咽頭	前壁 　舌根、喉頭蓋谷
		側壁 　口蓋扁桃、扁桃窩・口蓋弓、舌扁桃溝
		後壁
		上壁 　軟口蓋下面、口蓋垂
	下咽頭	咽頭食道接合部　（輪状後部）
		梨状陥凹
		後壁
喉頭		声門上部 　舌骨上喉頭蓋、披裂喉頭蓋ヒダ、披裂部 　舌骨下喉頭蓋、仮声帯
		声門 　声帯、前連合、後連合
		声門下部
鼻腔・副鼻腔		
	鼻腔	鼻中隔、鼻底部、側壁、鼻前庭
	篩骨洞	
	上顎洞	
唾液腺		耳下腺、顎下腺、舌下腺
甲状腺		
頸部食道		

6 頭頸部腫瘍と再建

■T分類

●口唇・口腔、中咽頭、下咽頭

(UICC*, 2002)

	口唇(赤唇のみ)	口腔	中咽頭	下咽頭
TX	原発腫瘍の評価が不可能			
T0	原発腫瘍を認めない			
Tis	上皮内癌			
T1	最大径が2cm以下の腫瘍			1亜部位に限局 and 最大径が2cm以下の腫瘍
T2	最大径が2cmを超えるが4cm以下の腫瘍			1亜部位を超える or 隣接部位に浸潤する腫瘍 or 最大径が2cmを超えるが4cm以下の片側喉頭の固定がない腫瘍
T3	最大径が4cmを超える腫瘍			最大径が4cmを超える腫瘍 or 片側喉頭が固定する腫瘍
T4a	骨髄質、下歯槽神経、口腔底、顔面の皮膚に浸潤する腫瘍	骨髄質、舌深層の筋肉(外舌筋)、上顎洞、顔面の皮膚に浸潤する腫瘍	喉頭、舌深層の筋肉(外舌筋)、内側翼突筋、硬口蓋、下顎骨に浸潤する腫瘍	甲状／輪状軟骨、舌骨、甲状腺、食道、軟部組織中央コンパートメント(前頸筋と皮下脂肪)に浸潤する腫瘍
T4b		咀嚼筋間隙、翼突板、頭蓋底に浸潤する and/or 内頸動脈を巻き込む腫瘍	外側翼突筋、翼突板、外側上咽頭、頭蓋底に浸潤する腫瘍 or 頸動脈を巻き込む腫瘍	椎前筋膜に浸潤し、頸動脈を完全に巻き込む腫瘍 or 縦隔構造に転移する腫瘍

*UICC…Union for International Cancer Control ＝国際対がん連合

1. 頭頸部悪性腫瘍・総論

●鼻腔・副鼻腔、唾液腺

	鼻腔および篩骨洞	上顎洞	唾液腺
TX	原発腫瘍の評価が不可能		
T0	原発腫瘍を認めない		
Tis	上皮内癌		
T1	骨浸潤の有無にかかわらず、いずれかの1亜部位に限局した腫瘍	骨浸食・破壊のない、上顎洞粘膜に限局する腫瘍	最大径が2cm以下で、実質外伸展を伴わない腫瘍
T2	骨浸潤の有無にかかわらず、1領域において2亜部位に浸潤する or 鼻篩骨部位内の隣接領域へ進展する腫瘍	硬口蓋 and/or 中鼻道の骨浸食・破壊を伴う腫瘍（上顎洞後壁、皮下組織、眼窩内下壁、翼突窩、篩骨洞への伸展は除く）	最大径が2cmを超えるが4cm以下で、実質外伸展を伴わない腫瘍
T3	眼窩内壁、下壁、上顎洞、口蓋、篩板に進展し浸潤する腫瘍	次のいずれかに伸展する腫瘍：上顎洞後壁、皮下組織、眼窩内下壁、翼突窩、篩骨洞	最大径が4cmを超える腫瘍 and/or 腫瘍実質外伸展を伴う腫瘍
T4a	次のいずれかに浸潤する腫瘍：眼窩内容前部、鼻または頬部皮膚、前頭蓋窩への最小限の進展、翼状突起、蝶形骨、前頭洞	眼窩内容前部、頬部皮膚、翼状突起、側頭下窩、篩板、蝶形骨洞、前頭洞に浸潤する腫瘍	皮膚、下顎骨、外耳道、顔面神経のいずれかに浸潤する腫瘍
T4b	次のいずれかに浸潤する腫瘍：眼窩尖端、脳、中頭蓋窩、V2以外の脳神経、上咽頭、斜台		頭蓋底 and/or 翼突起 and/or 頸動脈を巻き込む腫瘍

6 頭頸部腫瘍と再建

■頸部リンパ節

●N分類：上咽頭と甲状腺を除く

(UICC, 2002)

NX	所属リンパ節の評価が不可能
N0	所属リンパ節に転移を認めない
N1	同側の単発性リンパ節転移で最大径が3cm以下
N2a	同側の単発性リンパ節転移で最大径が3cm以上6cm以下
N2b	同側の多発リンパ節転移で最大径が6cm以下
N2c	両側あるいは対側リンパ節転移で最大径が6cm以下
N3	最大径が6cm以上のリンパ節転移

Tips
■正中のリンパ節は患側に含む。

●レベル分類

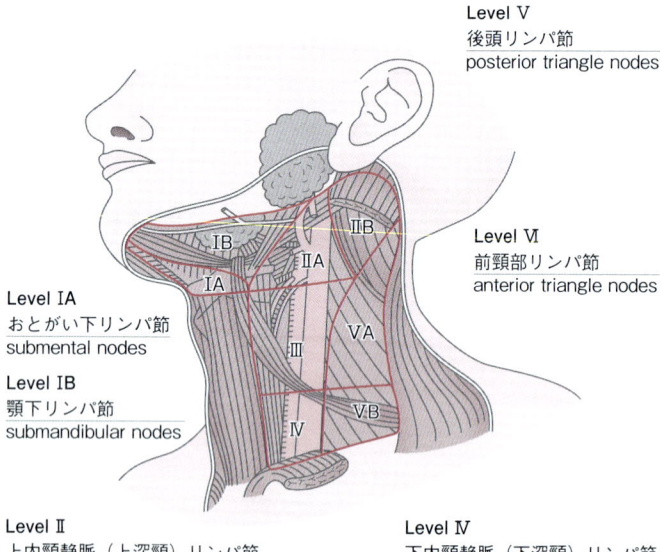

Level V
後頭リンパ節
posterior triangle nodes

Level VI
前頸部リンパ節
anterior triangle nodes

Level IA
おとがい下リンパ節
submental nodes

Level IB
顎下リンパ節
submandibular nodes

Level II
上内頸静脈（上深頸）リンパ節
upper jugular nodes

Level IV
下内頸静脈（下深頸）リンパ節
lower jugular nodes

Level III
中内頸静脈（中深頸）リンパ節
middle jugular nodes

1. 頭頸部悪性腫瘍・総論

●頸部郭清術

全頸部郭清（Total neck dissection）

	郭清する リンパ節レベル	胸鎖 乳突筋	副神経	内頸 静脈
根治的頸部郭清術 （Radical Neck Dissection：RND）	I〜V	切除	切除	切除
根治的頸部郭清術変法 （modified Radical Neck Dissection：mRND）	I〜V	いずれかひとつは温存		
機能的頸部郭清術 （Functional neck dissection）	I〜V	温存	温存	温存

選択的頸部郭清術（selective neck dissection）

	郭清するリンパ節レベル
肩甲舌骨筋上頸部郭清術 （Supraomohyoid Neck Dissection：SOHND）	I〜III
拡大肩甲舌骨筋上頸部郭清術 （Extended Supraomohyoid Neck Dissection：Extended SOHND）	I〜IV
舌骨上頸部郭清術 （Suprahyoid Neck Dissection：SHND）	IとII
顎下部郭清術 （Submandibular Neck Dissection：SMND）	Iのみ

6 頭頸部腫瘍と再建

2. 頭頸部悪性腫瘍・各論

■口腔癌

	特徴
頻度	全癌中の1～2%、全頭頸癌中では約40%と最も多い 口腔癌罹患者6,900人（2005年、日本）
男女比・好発年齢	男：女＝3：2　　60歳代
危険因子	白板症[*1]の約10%が癌化 扁平苔癬、鉄欠乏性貧血、梅毒 喫煙、飲酒、慢性の機械的・化学的刺激、ウイルス感染(HPV)
病理	扁平上皮癌（80%以上） ほかに小唾液腺に由来する腺系癌、肉腫、悪性リンパ腫など
亜部位別	舌60%（特に下側縁1/3に多い） 下顎歯肉 11.7%　口底 9.7%　頰粘膜 9.3% 上顎歯肉 6.0%　硬口蓋 3.1%
重複癌	約15%に上部消化管や肺癌
治療	下記の単独もしくは併用 手術療法：原発巣拡大切除術[*2]、頸部リンパ節郭清術、再建術 放射線療法：外部照射療法、密封小線源治療 化学療法：多剤併用療法、動脈内局所注入療法

Tips

[*1] 白板症…40歳以上に多く、喫煙・歯牙の刺激などに誘発される。疼痛はないことが多く、組織学的には良性である。

[*2] 原発巣拡大切除術…舌全摘・亜全摘の症例では誤嚥の予防のため喉頭摘出術が同時に考慮されることもある。

●舌切除と下顎骨切除の術式

舌切除術の分類	シェーマ
舌部分切除 舌可動部半側切除 舌可動部（亜）全摘出 舌半側切除 舌（亜）全摘出	〈下顎骨切除〉
下顎骨切除の分類	
下顎辺縁切除 下顎骨区域切除 下顎半側切除 下顎亜全摘出	

■中咽頭癌

	特徴
男女比・好発年齢	男：女＝3～5：1　　40～60歳代
症状	疼痛、嚥下困難、体重減少、出血、耳痛、開口障害、舌固定、頸部腫瘤
危険因子	喫煙、飲酒、果物および野菜が不十分な食事、ウイルス感染（HPV）
病理	ほとんど扁平上皮癌 ほかに小唾液腺癌、リンパ腫、リンパ上皮腫など
亜部位別	側壁が最も多い
治療	手術療法 and/or 放射線療法 化学療法 and 放射線療法
予後	5年生存率　約50%

6 頭頸部腫瘍と再建

■下咽頭癌

	特徴
好発年齢	50～60歳代
症状	嚥下障害、嚥下痛、頸部腫瘤、声の変化、耳痛
危険因子	飲酒と喫煙、ただし輪状後部は栄養欠乏
病理	ほとんど扁平上皮癌 ほかに類基底細胞扁平上皮癌、紡錘細胞癌、小細胞癌、リンパ上皮腫、リンパ腫、肉腫、黒色腫など

■副鼻腔癌・鼻腔癌

	特徴
危険因子	乳頭腫からの悪性変化あり
病理	扁平上皮癌70～80%、小唾液腺腫瘍10～15%、悪性リンパ腫約5%
部位別	上顎洞＞篩骨洞・鼻前庭および鼻腔＞蝶形骨洞・前頭洞
治療	(放射線療法 and/or 化学療法) and 手術療法
予後	治癒率悪い（50%以下） リンパ節転移の頻度は高くない（全症例の約20%） 局所領域再発による死亡が大部分

■大唾液腺癌

	特徴
疫学	頭頸部癌の3～5%程度
病理	多彩
部位別	耳下腺癌60～70%（耳下腺腫瘍の20～30%）、顎下腺癌20～30%、舌下腺2～3%
治療	基本は手術療法

3. 頭頸部良性腫瘍

■耳下腺良性腫瘍
●特徴
頻度：人口の 0.002%
耳下腺腫瘍の 80% 以上が良性

多形腺腫（混合腫瘍）	Warthin 腫瘍（粘表皮様腫瘍）	その他
・耳下腺良性腫瘍の 70〜80% ・30〜40 歳代女性に好発 ・緩徐発育だが悪性転化もあり得る	50 歳代以上の男性に多い	脂肪腫、血管腫など

●治療
外科的切除術（核出術、耳下腺浅葉切除術）
合併症：Frey 症候群（耳介側頭神経の汗腺への迷入による）、
　　　　一過性顔面神経麻痺

■エナメル上皮腫
●特徴
歯原性腫瘍
転移などの悪性像を呈するものもある

充実/多嚢胞性	骨外性/周辺型	線維形成型	単嚢胞型
・全歯原性腫瘍の約 50% ・30〜40 歳代男性に好発 ・下顎が 80% 以上 ・大臼歯部から下顎枝に好発 ・顎骨中心性・局所浸潤性	・エナメル上皮腫の 2〜10% ・50 歳代の男性に好発 ・下顎小臼歯・前歯部に好発 ・歯肉や歯槽粘膜にエプーリス様	・エナメル上皮腫の約 10% ・上下顎の差はない ・前歯・小臼歯部が約 80%	・エナメル上皮腫の約 5〜15% ・10〜20 歳代に好発 ・下顎が 90% 以上 ・80% 以上は埋伏智歯と関係

●治療
外科的切除（開窓療法などの姑息的治療では 30〜70% が再発する）

6 頭頸部腫瘍と再建

4. 頭頸部再建

■再建材料

軟部組織	遊離植皮、局所皮弁、有茎皮弁、血管柄付き遊離皮弁
硬組織	自家骨遊離移植 人工生体材料：チタン（メッシュ）プレート、 　　　　　　　　ポリ-L-乳酸、ハイドロキシアパタイト 　　　　　　　　など 有茎骨皮弁 血管柄付き骨（皮）弁

●頭頸部再建に使用する遊離（骨）皮弁

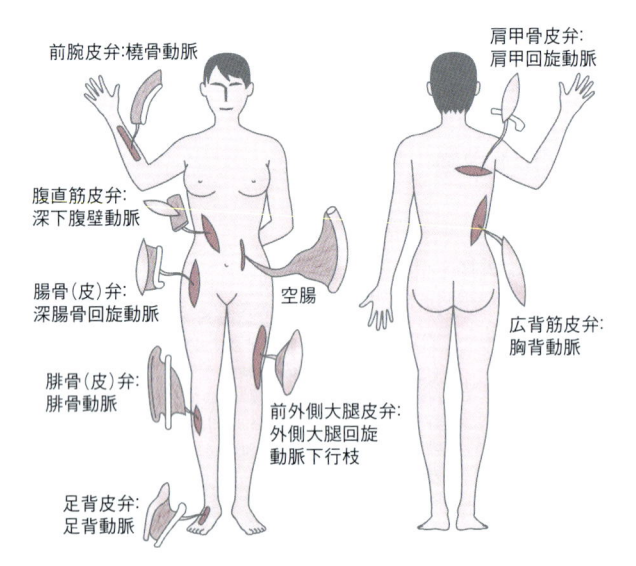

- 前腕皮弁：橈骨動脈
- 肩甲骨皮弁：肩甲回旋動脈
- 腹直筋皮弁：深下腹壁動脈
- 腸骨(皮)弁：深腸骨回旋動脈
- 空腸
- 広背筋皮弁：胸背動脈
- 腓骨(皮)弁：腓骨動脈
- 前外側大腿皮弁：外側大腿回旋動脈下行枝
- 足背皮弁：足背動脈

使用頻度が高いスタンダード皮弁

■舌・口腔再建

再建ゴール	嚥下、咀嚼、構音機能の獲得・維持
再建材料	
舌（亜）全摘	腹直筋皮弁
舌半側切除以下	前外側大腿皮弁、前腕皮弁
再建のポイント	
舌（亜）全摘	皮弁を隆起させて再建し（皮弁の幅は約30%増：9～10cm）、喉頭下垂予防（挙上）を行う＝嚥下機能維持のため
それ以外	残存舌の可動を妨げない十分な大きさと適度のボリューム（厚すぎない）の皮弁で再建する

Tips
■実際の皮弁の選択は、上記を踏まえたうえで皮下脂肪の厚みなど個体差を考慮して選択する。

【文献】
・Kimata Y, et al : Analysis of the relationships between the shape of the reconstructed tongue and postoperative functions after subtotal or total glossectomy. Laryngoscope 113 : 905-909, 2003

●舌・口腔再建後の術後機能評価（MTFスコアと廣瀬の会話機能評価）

MTFスコア

嚥下状態の評価

1：栄養摂取方法
- 経管で栄養を取る　　　　　　　　1点
- 経管で主に栄養を取るが少し食べられる　　2点
- 食べ物を工夫すれば食べられる　　3点
- 何でも食べられるが注意を要するものがある　　4点
- 何でも正常に食べられる。普通に飲み込める　　5点

2：食事時間
- 50分前後あるいはそれ以上　　1点
- 40分前後　　　　　　　　　　2点
- 30分前後　　　　　　　　　　3点
- 20分前後　　　　　　　　　　4点
- 10分前後　　　　　　　　　　5点

3：摂食食品群
Ⅰ～Ⅴ群までの中から摂食できる食品群の数を得点とする
- Ⅰ群：（液体）水、お茶
- Ⅱ群：（流動）ミルク、ポタージュスープ、流動食、葛湯
- Ⅲ群：（半流動食）絹ごし豆腐、プリン、ゼリー、ヨーグルトなど
- Ⅳ群：（軟性食）全粥、煮野菜（カボチャなどの柔らかいもの）、魚のすり身、茶碗蒸し、ペースト状食品
- Ⅴ群：（常食）普通のご飯、家族と同様の食事

嚥下評価

（なし：3点、ときどきあり：2点、いつもあり：1点、 合計5～15点）
- 嚥下1：食べ物が口に残ることがある
- 嚥下2：少しずつしか飲み込めない
- 嚥下3：飲もうとする前に喉に流れる
- 嚥下4：鼻に逆流することがある
- 嚥下5：むせることがある（誤嚥）

廣瀬の会話機能評価（合計2～10点）

- 5点：よくわかる
- 4点：ときどきわからないことがある
- 3点：話の内容を知っていればわかる
- 2点：ときどきわかる
- 1点：全くわからない
  - (A) 家人と＝
  - (B) 他人と＝
  - 合計A＋B＝

6 頭頸部腫瘍と再建

■下顎再建

目的	咀嚼機能の獲得・維持、整容 ・Bridging：両側の残存下顎骨を硬組織で連続させる ・Height：義歯・インプラントが安定する高い歯槽堤を再建する ・Contour：下顎骨本来の自然な弯曲を整容的に再建する
方法	硬組織の連続性再現と義歯もしくはインプラントの植立により完成する

●下顎欠損の分類：HCL 分類

下記の組み合わせで 8 種類の欠損に分類
H：関節突起を含む片側側方欠損
L：関節突起を含まない片側側方欠損
C：両犬歯間の正中欠損

o	：皮膚や粘膜の欠損を伴わない
m	：粘膜欠損あり
s	：皮膚欠損あり
ms	：粘膜・皮膚ともに欠損あり

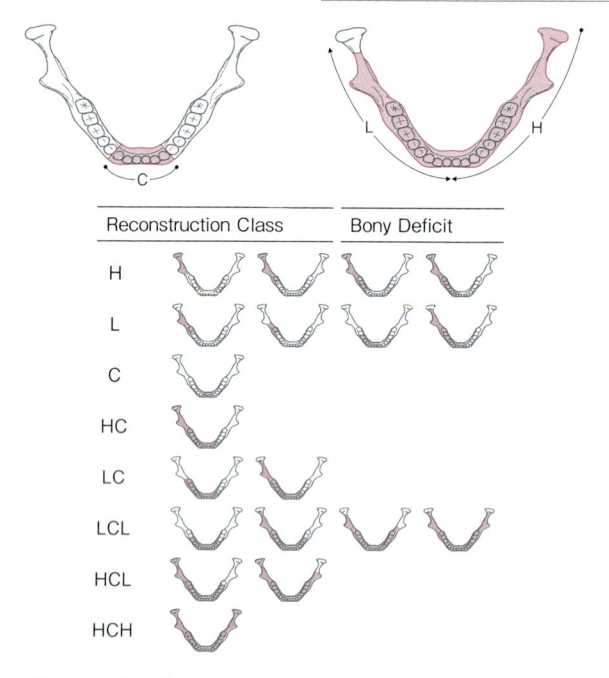

Reconstruction Class / Bony Deficit

H
L
C
HC
LC
LCL
HCL
HCH

(Boyd JB, et al：Classification of mandibular defects. Plast Reconstr Surg 92：1266-1275, 1933 より引用一部改変)

●下顎再建材料

再建材料	血管茎[*1]	欠損長	Contour[*2]	Height	特徴
腸骨	短い	<12cm	◎	◎	骨の形状は最適だが、皮弁の血流・厚さに問題
腓骨（二段）	短い	<12cm	×	◎	再建歯槽堤が高すぎることもある
腓骨	長い	<25cm	×	△	長い欠損には最適
肩甲骨	短い	<12cm	○	○	大きな軟部組織が採取できる
肩甲角骨	長い	<12cm	○	○	最も血管茎の長い板状骨
再建プレート＋軟部組織	長い	—	○	×	成功率は約80%、プレート露出などの合併症は側方で約5%、前方部で約35%
軟部組織のみ	長い	—	—	×	最も急性期合併症が少ない方法

[*1] 血管茎…短いものは近位（下顎再建では患側外頸動脈の枝）での血管吻合が望ましい。
[*2] Contour…下顎骨の自然な Contour に適した弯曲について評価

7 ブレストサージャリー

1. 解剖
2. 豊胸
3. 乳房再建
4. 乳輪乳頭再建
5. 乳房減量（固定）術

7 ブレストサージャリー

1. 解剖

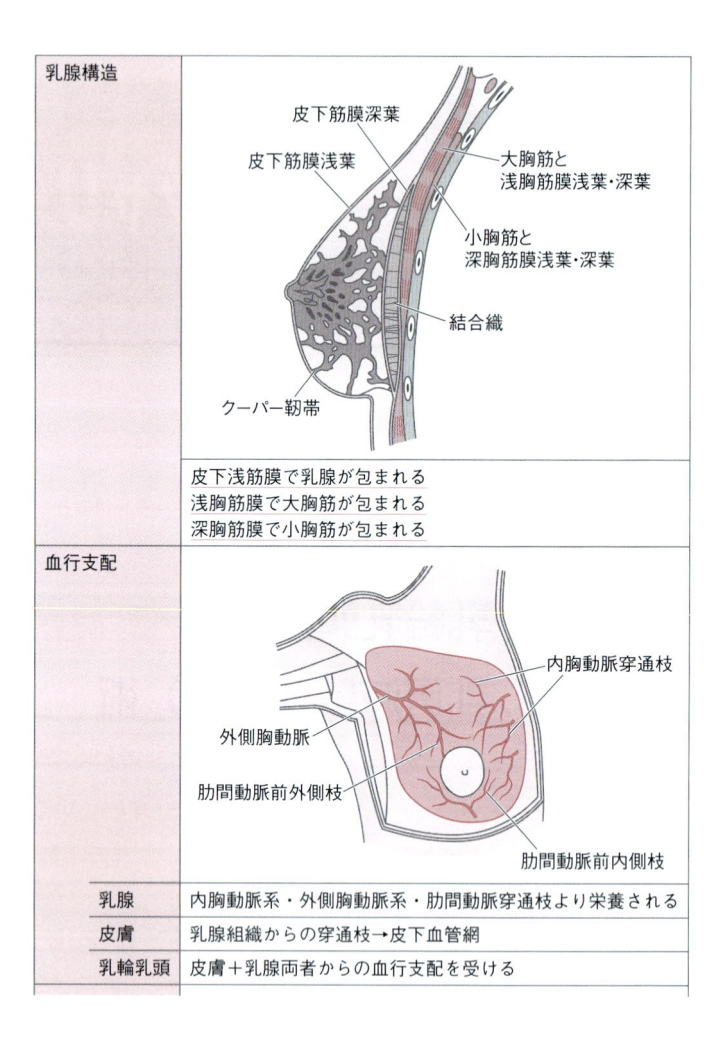

乳腺構造	
	皮下筋膜深葉 皮下筋膜浅葉 大胸筋と浅胸筋膜浅葉・深葉 小胸筋と深胸筋膜浅葉・深葉 結合織 クーパー靭帯
	皮下浅筋膜で乳腺が包まれる 浅胸筋膜で大胸筋が包まれる 深胸筋膜で小胸筋が包まれる
血行支配	
	内胸動脈穿通枝 外側胸動脈 肋間動脈前外側枝 肋間動脈前内側枝
乳腺	内胸動脈系・外側胸動脈系・肋間動脈穿通枝より栄養される
皮膚	乳腺組織からの穿通枝→皮下血管網
乳輪乳頭	皮膚＋乳腺両者からの血行支配を受ける

1. 解剖

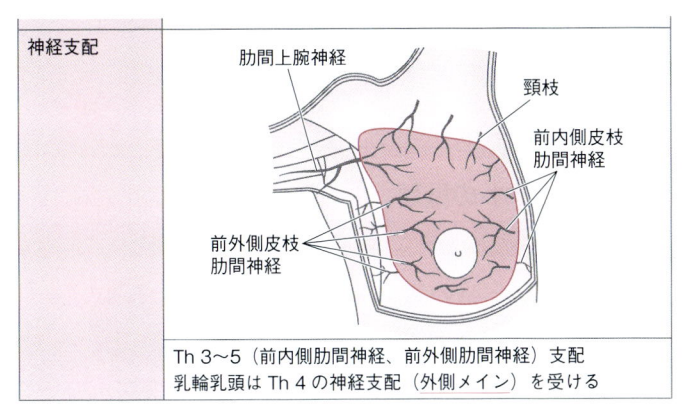

神経支配	肋間上腕神経　頸枝　前内側皮枝 肋間神経　前外側皮枝 肋間神経
	Th 3〜5（前内側肋間神経、前外側肋間神経）支配 乳輪乳頭は Th 4 の神経支配（外側メイン）を受ける

[文献]
・岩平佳子ほか：解剖，部位の名称，プロポーション．セレクト美容塾．乳房．pp2-5，克誠堂出版，東京，2008

7 ブレストサージャリー

2. 豊胸

■インプラントの種類

シェル	Smooth	Textured
外観		
利点	・皮切が小さい（Round type） ・広めの剥離とマッサージで自然で動きのある乳房が可能（= mobile implant moving） ・感触が柔らかく自然	・カプセル拘縮の割合が少ない ・挿入後に安定している ・術後のマッサージが不要
欠点	・カプセル拘縮の割合が高い ・通常、round type に限られる ・術後のマッサージが必要	・Round、anatomical ともに種類に幅がある ・皮切が長くなる ・感触が堅く劣る ・皮膚上から触れやすく rippling が生じやすい

形状	Round type	Anatomical type
外観		

特徴と適応	少ないボリュームで projection を出せる	より自然な乳房形態が得られる
	元々の乳房の形が良好なケースがよい適応	元々の乳房の形が崩れており、萎縮もあるケースによい適応
	体幹の小さいケースに有効	正確に対称性に挿入する必要がある
	シェルは smooth type と textured type あり、シリコンジェルの固さも選べる	ほとんどは textured type で、堅めのコヒーシブシリコンである
	大きめを入れると upper pole が強調されすぎる	

■インプラントの挿入位置

	乳腺下	大胸筋下
利点	・術後の疼痛が軽い ・Upper pole にもボリュームを出しやすい ・感触が柔らかい ・臥位では自然な感じで外側に流れやすい	・剝離が容易 ・カプセル拘縮の割合が低い(＜10％) ・乳頭の知覚が保たれやすい ・痩せて皮膚・皮下組織の薄い人にも適応
欠点	・カプセル拘縮の割合が高い ・皮膚の薄い人では rippling が生じやすい ・乳頭の知覚鈍麻が生じやすい ・痩せて皮膚・皮下組織の薄い人には不適	・術後疼痛が強い ・大胸筋の収縮でインプラントが動く ・Upper pole のボリュームが出にくい ・感触が硬く、臥位でも外側に流れない

7 ブレストサージャリー

Tips
- 大胸筋下の実際はほとんどが dual plane（尾側は大胸筋から露出する）として使用される。

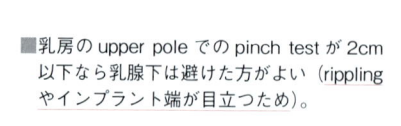

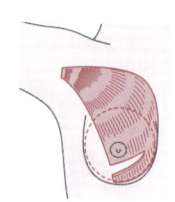

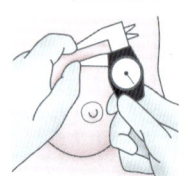

- 乳房の upper pole での pinch test が 2cm 以下なら乳腺下は避けた方がよい（rippling やインプラント端が目立つため）。

- 乳房下溝での pinch test が 0.4mm 以下なら乳腺下・dual plane は避けた方がよい（術後に乳房下溝が bottoming out しやすいため）。

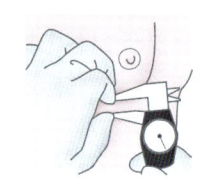

■各アプローチと特徴

アプローチ		腋窩	乳房下溝	乳輪周囲
インプラント	round	○	○	○
	anatomical	×〜△	○	○
乳房サイズ	High（＞200g）	○	○	○
	Low（＜200g）	○	×	○
乳房形態	Tubular	×	×	○
	軽度下垂	○	○	○
	中〜重度下垂	×	×	○
乳輪	小さい	○	○	×
	薄い	○	○	○
乳房下溝	不明瞭	○	×	○
	高い	○	×	○
	低い	○	○	○

【文献】
- Hidalgo DA : Breast augmentation ; Choosing the optimal incision, implant, and pocket plane. Plast Reconstr Surg 105 : 2202-2216, 2000

2. 豊胸

■インプラントの選択法

Step 1： 乳房横幅	インプラントサイズ決定の基本となる 実測値－乳房内外側の pinch test による厚み＝インプラントの横径（標準 projection のものを基準とする）
Step 2： 前方伸展度	硬い（2cm 以下）： 標準よりやや低めの projection を選択
	柔らかい（3cm 以上）： 標準よりやや高めの projection を選択
Step 3： 乳房下溝 ｜ 乳頭距離	長い（9.5cm 以上）： 標準よりやや高めの projection を選択
Step 4： 患者の希望	上記＋患者の希望（upper pole の fullness、projection の高さなど）でインプラントの形とサイズを最終決定

Tips
- 下着サイズ 1cup アップ＝ 125〜150cc が目安
- 体格にもよるが、350〜400cc 以上のインプラントは、rippling・インプラント触知・皮膚の過伸展・乳腺の圧迫萎縮など問題が生じやすいので、できるだけ避ける。

【文献】
・Tebbetts JB, et al：Five critical decisions in breast augmentation using five measurements in 5 minutes：The high five decision support process. Plast Reconstr Surg 116：2005-2016, 2005

■合併症
●カプセル拘縮

原因	・マイナー感染（細菌の付着：バイオフィルムの形成） 　　　　　　起炎菌：表皮ブドウ球菌が最も多い ・血腫（細菌の増殖に働く） ・肥厚性瘢痕・ケロイド体質
経過	・ほとんどは術後 1 年以内に生じるが、時に遅発する
特徴	・インプラント挿入位置による発生頻度 　　　乳腺下＞大胸筋下（32%：12%） ・シェルの材質による発生頻度 　　　smooth ＞ textured（58%：11%）

カプセル拘縮の経年発生率

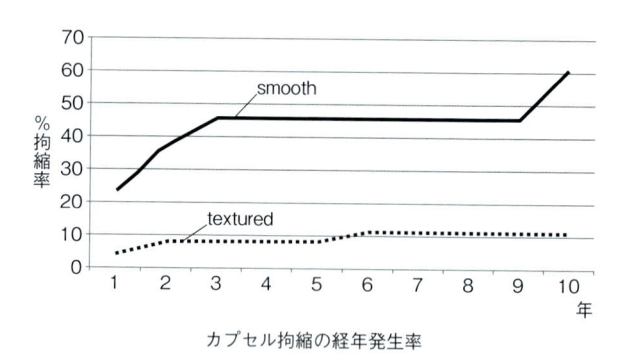

●カプセル拘縮の分類

Baker 分類	特徴
Grade Ⅰ (no palpable capsule)	自然の乳房と同様の感触
Grade Ⅱ (minimal firmness)	やや堅く、インプラントを触れるが、見た目には解らない
Grade Ⅲ (moderate firmness)	かなり堅く、インプラントが容易に触れ、見た目にも解る
Grade Ⅳ (severe contracture)	堅く冷たい。乳房の変形も認める

【文献】
・Collis N, et al : Ten-year review of a prospective randomized controlled trial of textured versus smooth subglandular silicone gel breast implants. Plast Reconstr Surg 106 : 786-791, 2000

●その他

インプラントの破損 (術後6年)	1.1％：Mentor 社 Memory gel インプラント 5.5％：Allergan 社 Silicone Natrelle インプラント
感染	1％未満

【文献】
・Spear SL, et al : Inamed silicone breast implant core study results at 6 years. Plast Reconstr Surg 120 (7 Suppl I) : 8S-16S, 2007
・Mentor 6-year data core gel clinical study annual report, Nov. 2008 to FDA (U. S. Food and Drug Administration)

3. 乳房再建

■乳癌
●頻度
年間4〜5万人、生涯では18人に1人の女性が乳癌に罹患する。
乳癌患者の80%以上は2親等以内の家族歴がない孤発ケースである。

【文献】
・日本乳癌学会：全国乳がん患者登録調査報告2007年次症例 http://www.jbcs.gr.jp/people/people.html

●TNM分類と乳癌の病期（ステージ）

リンパ節転移		Tis 非浸潤癌	T0 原発腫瘍が不明	T1 大きさ2cm以下	T2 大きさ2〜5cm	T3 大きさ5cm以上	T4 大きさによらず、胸壁、皮膚に浸潤
なし	N0	M0 0期			1期	2A期	2B期	3B期
腋窩リンパ節（可動）	N1	遠隔転移なし		2A期	2B期		
腋窩リンパ節（固定）または胸骨傍リンパ節	N2		3A期				
鎖骨上・下リンパ節 胸骨傍リンパ節 腋窩リンパ節	N3		3C期				
M1　遠隔転移		4期					

Tips
■一般的にステージ0〜1が早期癌と呼ばれる。

●病期分類と治療の基本方針

ステージ	治療方針
1 期 2A 期 2B 期 3A 期	手術が基本　・乳房温存手術＋放射線療法　→　薬物療法　・化学療法 　　　　　・乳房切除術　　　　　　　　　　　　　　　　・ホルモン療法 （必要に応じて術前化学療法や術後薬物療法を行う）
3B 期 3C 期	薬物療法が基本　・化学療法　→　必要に応じて手術、放射線療法を 　　　　　　　・ホルモン療法　　　行う
4 期	化学療法、ホルモン療法、放射線療法が中心

Tips
■早期癌は45%で、うち90%以上は治癒が期待できるとされる（日本乳癌学会、2007年統計）。
■乳癌治療をベースとすると原則的には乳房再建の対象は0〜3A期の症例となるが、実際は適応に関する明確なガイドラインはなく、各施設で異なる。

■再建の種類（総論）
●一期再建と二期再建

乳房一期再建の利点と欠点

	患者サイド	治療者サイド
利点	手術回数が少なくてすむ	瘢痕がないため、手術が行いやすい
	乳房喪失のボディイメージを経験しなくてすむため、社会復帰やその後の乳癌治療に前向きに対応できる	Skin sparing mastectomy など、元の組織を最大限残すことで、整容性の高い乳房を再建しやすい
欠点	手術時間が余分に長くかかる	断端陽性となることが時にあり、追加治療のために変形などが生じるリスクがある
	乳房喪失の経験がないため、再建乳房に対して満足感が低いことがある	局所再発が生じた場合、再建乳房が再切除されるリスクがある

Tips
■近年は一期再建が増える傾向にある。癌治療的な立場からも二期再建を奨める科学的根拠は乏しい*。

【文献】
*日本乳癌学会：科学的根拠に基づく乳癌診療ガイドライン外科療法2008年版．金原出版，東京，2008

3. 乳房再建

●インプラントによる再建と自家組織による再建の利点と欠点

	インプラントによる再建	自家組織による再建
利点	・手術は短時間で侵襲も小さく、社会復帰が早い ・他部位に切開を加える必要がない	・柔らかく自然な乳房が作成できる ・大きめや下垂気味の乳房も再建しやすい ・手術は1回（乳輪乳頭形成を除く）ですむ（保険適用）
欠点	・エキスパンダーからインプラントへの入れ替えが必要（保険非適用） ・カプセル拘縮などが出現して、堅くなったり変形を来したりする可能性がある ・大きめや下垂気味の乳房は再建しにくい ・動きのある乳房は作成できない ・重く硬い ・術後感染のリスクが1〜3%程度ある	・他の部位に比較的長い傷ができる ・手術時間が長く、人工物による再建に比べると侵襲が大きいため、術後のダウンタイムも長い ・遊離組織移植の場合、術後血栓により皮弁を失うリスクが3%程度ある

Tips
■施設や地域にもよるが現在は、インプラント：自家組織＝6：4〜8：2程度の割合でインプラントの再建の方が多い傾向にある。

■インプラントによる再建

通常はティッシュエキスパンダーとインプラントの2段階手術を指す。

●ティッシュエキスパンダー（保険適用）

種類	PMT社：Smooth round type （PMT3612-04、PMT3612-06など）
	高研 ：Smooth Round type （R-1407、R-1410など）
方法	・術後2週目ころから、1〜2週間に1度のペースで生理食塩水を注入する ・1回注入量は80〜100cc程度を目標に、疼痛や皮膚の色調を指標としながら注入してゆく ・健側よりもやや大きめに拡張させる ・拡張完了からインプラントの入れ替えまで、3カ月程度の保定期間を設ける

7 ブレストサージャリー

Tips
■最近は、専用のポート一体型の textured タイプの専用エキスパンダー（Allergan 社 STYLE1300 シリーズ、Mentor 社 Style 6000 シリーズなど）がある。

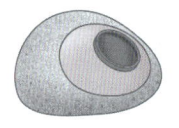

ポート付き乳房再建専用エキスパンダー（保険非適用）

●乳房再建用インプラント

再建用インプラント	Textured の anatomical type、堅め (hard cohesive) のシリコンインプラント
Allergan 社	STYLE 400 シリーズ（height 4 種類、projection 3 種類の計 12 種類）
Mentor 社	CPG 300 シリーズ（height 3 種類、projection 3 種類の計 9 種類）

Tips
■STYLE シリーズは種類が豊富で、特に幅が広めでかつ low projection のインプラントもあるため、萎縮して projection の低い日本人の乳房もカバーしやすい。

●インプラントの選択法

Step 1：width の決定	健側乳房の横径から患側の内・外側皮膚皮膚皮下厚を引いた距離
Step 2：projection の決定	健側乳房 projection と同等もしくは少し低め
Step 3：height の決定	健側乳房の height と同等

Tips
■容積でなく、上記の 3 つのパラメーターで選択する。
■乳腺切除によって upper pole の皮下組織がかなり薄かったり、大胸筋の萎縮が強い場合には height のやや高めのインプラントを選択して補う。

3. 乳房再建

■自家組織による再建

有茎皮弁と遊離皮弁がある。近年は有茎では広背筋皮弁が、遊離では腹部穿通枝皮弁（DIEP flap：Deep Inferior Epigastric Perforator flap）が主流となりつつある。

●有茎皮弁：広背筋皮弁

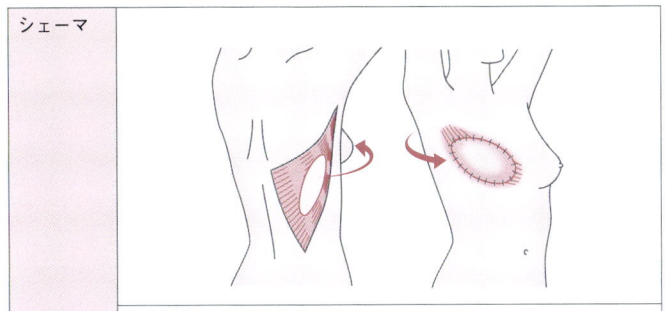

シェーマ	
栄養血管：胸背動静脈	
通常は術後の萎縮を防ぐため、広背筋の支配神経である広背神経は温存する	

特徴	利点	欠点
	手技が比較的容易で血流が安定している	採取部位の seroma 形成（80％前後）
	様々な皮弁のデザインが可能＝自由度が高い	再建乳房のボリュームが不足することがある
	採取部の機能障害が少ない	術後に広背筋筋体の萎縮が生じて乳房が変形することがある
		筋体の収縮によって乳房が不自然に動くことがある

バリエーション	拡大広背筋皮弁（Extended LDMC） 筋体温存広背筋皮弁（Muscle sparing LD） 広背筋穿通皮弁（LD perforator flap）

Tips
■術後の萎縮を防ぐため、広背筋の支配神経である広背神経は原則として温存する。

●有茎皮弁：腹直筋皮弁

（TRAM：Transverse Rectus Abdominis Muscle flap）

シェーマ	栄養血管：上腹壁動静脈		
特徴	利点		欠点
	手技が容易で血流が安定している		ヘルニア、bulging、筋力低下など採取部の腹壁の問題が比較的高率（〜10%）
	ボリュームがあり、ほぼ全てのサイズの乳房に対応可能		術後の腹部の疼痛などが強くダウンタイムが長い
	長期的にも萎縮が少なく乳房形態が安定している		部分脂肪壊死の頻度が高い（1.6〜28%：Zone Ⅱでの発生は高率）
皮弁のZone	腹直筋／Ⅲ Ⅰ Ⅱ Ⅳ／穿通枝		
	実際の血行は Zone Ⅰ＞Ⅲ＞Ⅱ＞Ⅳ の順に有意 Zone Ⅱの全部や Zone Ⅳ を生かす場合には、両側茎の TRAM 皮弁もしくは、反対側下腹壁動静脈の血管吻合付加が行われる （＝ supercharge）		

3. 乳房再建

●遊離皮弁：遊離 TRAM 皮弁・遊離 DIEP 皮弁
（Deep Inferior Epigastric Perforator）

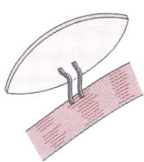

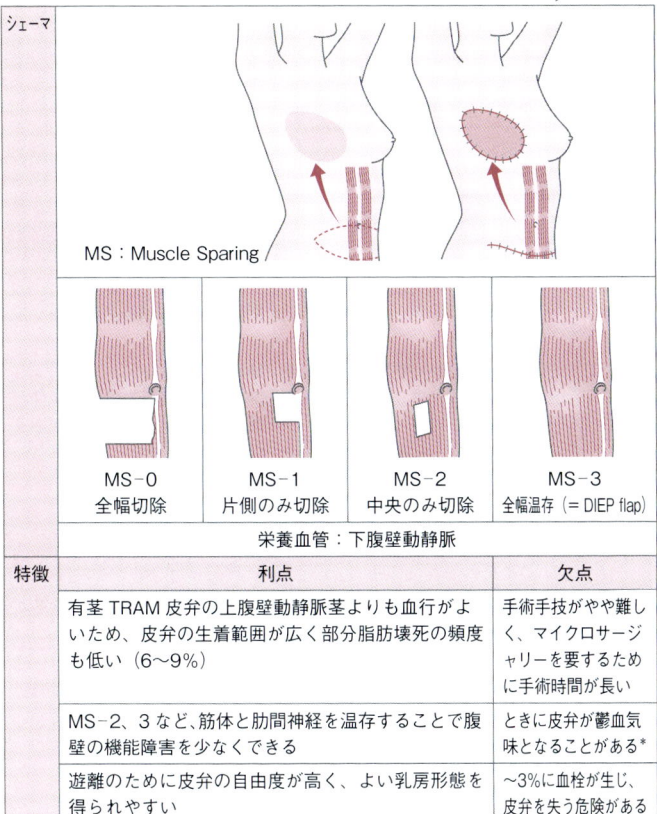

シェーマ				
MS：Muscle Sparing				
MS-0 全幅切除	MS-1 片側のみ切除	MS-2 中央のみ切除	MS-3 全幅温存（＝DIEP flap）	
栄養血管：下腹壁動静脈				

特徴	利点	欠点
	有茎 TRAM 皮弁の上腹壁動静脈茎よりも血行がよいため、皮弁の生着範囲が広く部分脂肪壊死の頻度も低い（6〜9%）	手術手技がやや難しく、マイクロサージャリーを要するために手術時間が長い
	MS-2, 3 など、筋体と肋間神経を温存することで腹壁の機能障害を少なくできる	ときに皮弁が鬱血気味となることがある*
	遊離のために皮弁の自由度が高く、よい乳房形態を得られやすい	〜3%に血栓が生じ、皮弁を失う危険がある

Tips

*皮弁の鬱血…DIEP 皮弁は TRAM 皮弁に比べて鬱血気味になりやすく、特に静脈ドレナージが SIEV（浅下腹壁静脈）有位の症例に多い。そのため実際の皮弁挙上時は常に SIEV を確保して行い、必要なら吻合を追加する。

【文献】
・TranNV, et al : Microvascular Complications of DIEP Flaps. Plast Reconstr Surg 119 : 1397-1405, 2007)

7 ブレストサージャリー

●その他の遊離（穿通枝）皮弁

SIEA 皮弁	浅下腹壁動静脈を茎とする皮弁
	利点：採取部の侵襲が小さく、腹壁の問題がほとんどない 欠点：動脈にばらつきがあり遊離皮弁としては30％程度にしか使用できない
GAP 皮弁	上殿動静脈（S-GAP）もしくは下殿動静脈（I-GAP）を茎とする皮弁
	利点：比較的ボリュームがあり、創部が隠れる部位にある 欠点：血管茎が短い

●移植床血管と特徴

移植床血管	利点	欠点
内胸動静脈	動脈血流が非常によい	静脈が非常に薄くてもろい
	血管吻合時のポジショニングがよい	剥離と血管の確保がやや難しい
	腋窩の剥離が不要なため、術後に乳房外側がボリューム過多になりにくい	静脈の数、太さにバリエーションが多く、特に左側では条件が悪くて使用できないことがある
	二期再建例や放射線照射でも瘢痕の影響が少ない	
	動脈は逆向性にも使用できるため、2つの血管茎を吻合できることがある	
胸背動静脈	静脈が太く安定している	動脈血流はやや弱く、血管茎が細いことがある
	腋窩リンパ節郭清が行われている症例では剖出がさらに容易	二期再建例や放射線照射では瘢痕の影響が強く、剖出が難しい
		有茎広背筋皮弁の使用ができなくなる

Tips

- その他：内胸動静脈肋間第2穿通枝、thoracoacrominal A&V、外側胸動静脈などが使用されることがある。

7 ブレストサージャリー

4. 乳輪乳頭再建

■乳頭の標準的な位置

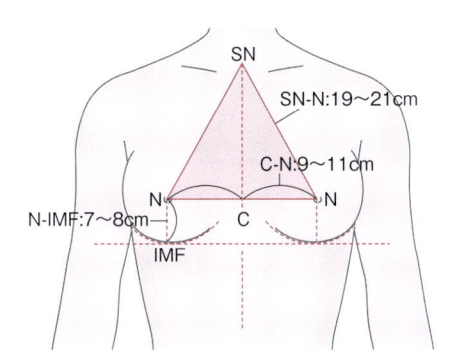

SN：sternal noch
N ：nipple
IMF：inframammary fold
C ：center line

SN-N:19〜21cm
C-N:9〜11cm
N-IMF:7〜8cm

■乳頭の再建法

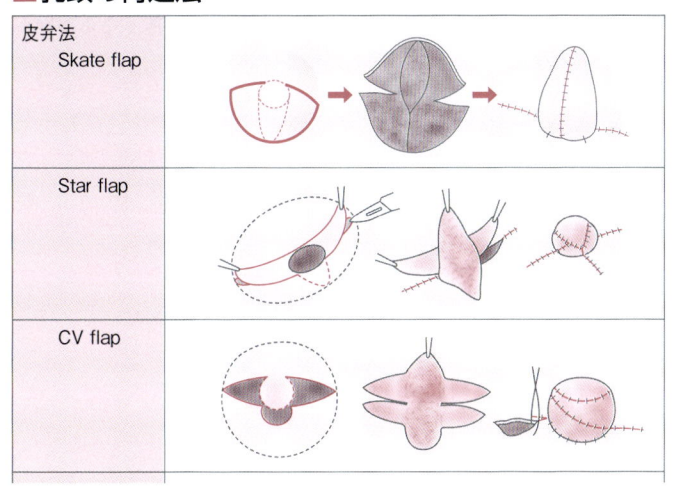

皮弁法 Skate flap	
Star flap	
CV flap	

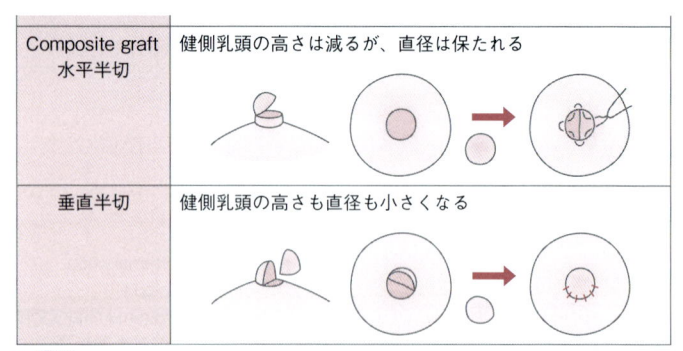

Composite graft 水平半切	健側乳頭の高さは減るが、直径は保たれる
垂直半切	健側乳頭の高さも直径も小さくなる

Tips

- 皮弁法では、乳頭の高さを維持するために自家軟骨移植などを併用することがある。
- 再建乳頭の質感や色調は composite graft が非常に優れるため、健側乳頭の大きさが十分な場合はこれを第 1 選択とすることが多い。
- Composite graft では健側乳頭の大きさに合わせて水平半切と垂直半切を使い分ける。

■乳輪の再建法

植皮

鼠径部〜大陰唇近辺の色素沈着した皮膚を全層で採取する。特に鼠系径部からの皮膚は経年的に色素が薄くなる傾向がある。

保険適用

Tattoo

PMT 社　PERMARK®などの機器がある。

保険非適用

7 ブレストサージャリー

5. 乳房減量（固定）術

■下垂乳房の分類

Regnault の分類（乳房下溝線 IMF の高さを基準にした分類）

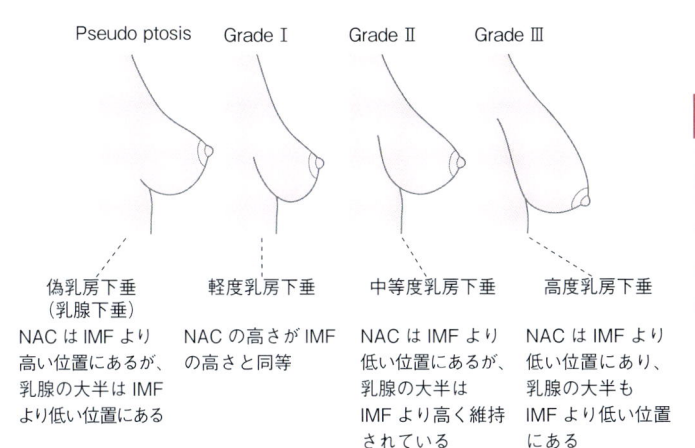

Pseudo ptosis	Grade I	Grade II	Grade III
偽乳房下垂（乳腺下垂）	軽度乳房下垂	中等度乳房下垂	高度乳房下垂
NAC は IMF より高い位置にあるが、乳腺の大半は IMF より低い位置にある	NAC の高さが IMF の高さと同等	NAC は IMF より低い位置にあるが、乳腺の大半は IMF より高く維持されている	NAC は IMF より低い位置にあり、乳腺の大半も IMF より低い位置にある

（NAC：Nipple-aneolar conplex, IMF：Inframanmaryfold）

■茎のデザイン

	上方茎	下方茎	内側茎	中央茎
シェーマ				
乳輪乳頭の移動性	△	◎	◎	◎
乳頭の知覚	△	◎	○	◎
Bottoming out	起きにくい	起きやすい	時に起きる	起きやすい

7 ブレストサージャリー

Tips
■上方茎は十分な可動を得るために茎を薄くするため、乳頭の知覚障害が起きやすい。
■血流の信頼性が高いため、現在は下方茎がよく使用されている。

【文献】
・Andrades P, et al：Understanding modern breast reduction techniques with a simplified approach. J Plast Reconstr Aesthet Surg 61, ee1284-1293 2008
・Rohrich RJ, et al：The limited scar mastopexy；Current concepts and approaches to correct breast ptosis. Plast Reconstr Surg 114：1622-1630, 2004

■切開法

	Periareolar 切開	Vertical 切開	Inverted-T 切開
シェーマ			
代表的術式	Benelli（Round block）法：上方茎	Lassus 法：上方茎	Pitanguy 法：上方茎
	Goes 法：中央茎	Lejour 法：上方茎	Skoog 法：外側茎
		Hammond（SPAIR）法：下方茎	McKissock 法：上下方茎
適応			
組織切除量	< 500g	全てに対応	全てに対応
余剰皮膚	軽度	軽度〜中等度	〜大量
乳腺性状	線維性（柔らかい脂肪性は不適）	全てに対応	全てに対応
特徴	・軽度〜中等度までの減量が適応 ・NAC の挙上は 3cm 程度まで ・乳房が flat になりやすい ・乳輪が術後に拡大することがある	・適応が広く傷も目立たない ・Projection が高く形のよい乳房が形成できる ・IMF で dog ear が生じ、時に修正が必要となる（10〜15%） ・手技が難しく、修得しにくい	・術式が容易で適応が広い ・瘢痕が長く剥離も広い ・flat な乳房になる傾向がある ・bottoming out しやすい

■その他の術式

脂肪吸引法

　　偽乳房下垂（乳腺下垂）の症例に適応される。挙上効果はない。

単純切除＋遊離乳輪乳頭移植

　　IMFから乳頭までの距離が18cm以上あるようなケースで、非常に小さくしたい場合や、創治癒に問題がある症例に限って行われる。

【文献】
・Nahai FR, et al : MOC-PSSM CME article : Breast reduction. Plast Reconstr Surg 121 : 1s-13s, 2008

8 胸壁・体幹

1. 褥瘡
2. 胸壁欠損（感染）
3. 漏斗胸
4. 腹壁瘢痕ヘルニア

8 胸壁・体幹

1. 褥瘡

■褥瘡発生のメカニズム（急性期）

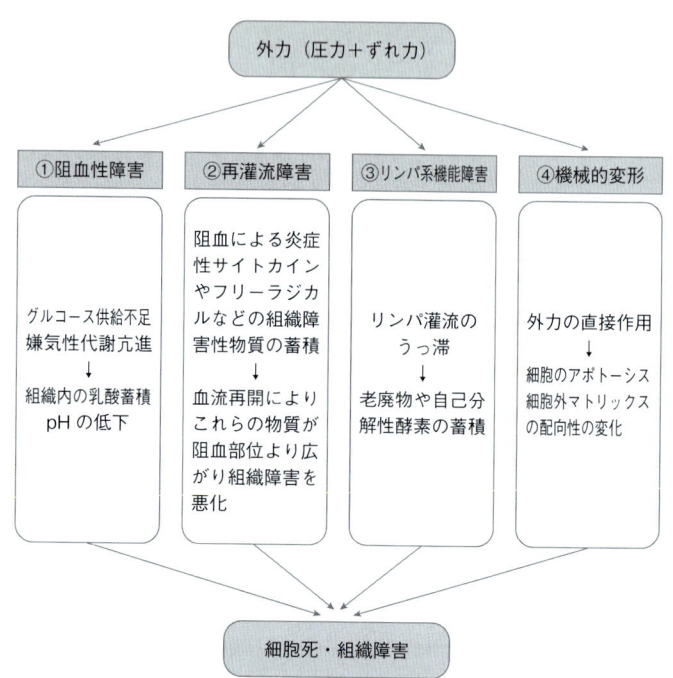

```
        外力（圧力＋ずれ力）
   ┌──────┬──────┬──────┐
①阻血性障害  ②再灌流障害  ③リンパ系機能障害  ④機械的変形
```

①阻血性障害
グルコース供給不足
嫌気性代謝亢進
↓
組織内の乳酸蓄積
pHの低下

②再灌流障害
阻血による炎症性サイトカインやフリーラジカルなどの組織障害性物質の蓄積
血流再開によりこれらの物質が阻血部位より広がり組織障害を悪化

③リンパ系機能障害
リンパ灌流のうっ滞
老廃物や自己分解性酵素の蓄積

④機械的変形
外力の直接作用
↓
細胞のアポトーシス
細胞外マトリックスの配向性の変化

→ 細胞死・組織障害

Tips
- 急性期とは通常、局所病態が不安定な1〜3週間をさす。
- 近年では、特に外力のずれ力により皮膚表面よりも骨突出部などの深部組織の障害が先行して生じる（＝DTI：Deep Tissue Injury）ことが褥瘡発生の大きな原因と考えられている。
- DTIが生じると、直上皮膚の色調変化、疼痛、皮下硬結などが臨床上急性期の変化として現れる。

【文献】
・日本褥瘡学会編：褥瘡予防・管理ガイドライン．照林社，東京，2009
・Nagase T, et al：Ultrasonographic evaluation of an unusual peri-anal induration ; A possible case of deep tissue injury. J Wound Care 16：365-367, 2007

■深達度

		d1 持続する発赤	d2 真皮までの損傷	D3 皮下組織までの損傷	D4 皮下組織を越える損傷	D5 関節腔・体腔に至る損傷	U 深さ判定が不能な場合
DESIGN-R[*1] 深さ (2008)	d0 皮膚損傷・発赤なし						
NPUAP 分類[*2] (2007)	DTI疑い 外力によって生じる皮下軟部組織の損傷に起因する、限局性の皮膚変色や血疱	ステージⅠ 通常骨突出部位に限局する限局性の発赤を伴う、損傷のない皮膚	ステージⅡ 赤色または薄色の透明放液滲出液をいた開放潰瘍として現れる真皮の部分欠損、水疱として現れることがある	ステージⅢ 全層組織欠損。ただし、骨、腱、筋肉は露出していない。ポケットや瘻孔が存在することがある	ステージⅣ 骨、腱、筋組織欠損出しを伴う全層組織欠損。黄色壊死が創底に存在することや、ポケットや瘻孔を伴うことが多い	判定不能 創底で、潰瘍の底面がスラフやエスカーで覆われている全層組織欠損
EPUAP 分類[*3] (1998)		グレードⅠ 損傷のない退色しない皮膚の発赤。熱感、浮腫、硬結なども指標	グレードⅡ 表皮、真皮あるいはその両方を含む部分的皮膚欠損。臨床的には表皮剥離や水疱として存在	グレードⅢ 筋膜下には達しないが、皮下組織の損傷あるいは壊死を含む全層皮膚欠損	グレードⅣ 全層皮膚欠損にかかわらず、広範囲な破壊、組織の壊死、あるいは筋肉、骨あるいは支持組織に及ぶ損傷	

(DTI: Deep Tissue Injury)

*1 DESIGN-R…日本褥瘡学会 褥瘡評価
*2 NPUAP分類…米国褥瘡諮問委員会 (National Pressure Ulcer Advisory Panel) 分類
*3 EPUAP分類…ヨーロッパ褥瘡諮問委員会 (European Pressure Ulcer Advisory Panel) 分類

Tips

■実地臨床現場では、この深達度による褥瘡の評価が簡便でその後の実際の治療によく結びついているため、評価法としてよく使用されている。
■国際的にはNPUAP分類がよく使用されている。

8 胸壁・体幹

■DESIGN-R（褥瘡経過評価、-R：rating）

日本褥瘡学会が推奨する、褥瘡の経過評価

Depth 深さ 創内の一番深い部分で評価し、改善に伴い創底が浅くなった場合、これと相応の深さとして評価する				
d	0	皮膚損傷・発赤なし	D	3	皮下組織までの損傷
	1	持続する発赤		4	皮下組織を越える損傷
	2	真皮までの損傷		5	関節腔、体腔に至る損傷
				U	深さ判定が不能の場合

Exudate 滲出液				
e	0	なし	E	6	多量：1日2回以上のドレッシング交換を要する
	1	少量：毎日のドレッシング交換を要しない			
	3	中等量：1日1回のドレッシング交換を要する			

Size 大きさ 皮膚損傷範囲を測定：[長径（cm）×長径と直交する最大径（cm）]				
s	0	皮膚損傷なし	S	15	100 以上
	3	4 未満			
	6	4 以上 16 未満			
	8	16 以上 36 未満			
	9	36 以上 64 未満			
	12	64 以上 100 未満			

Inflammation/Infection 炎症／感染				
i	0	局所の炎症徴候なし	I	3	局所の明らかな感染徴候あり（炎症徴候、膿、悪臭など）
	1	局所の炎症徴候あり（創周囲の発赤、腫脹、熱感、疼痛）		9	全身的影響あり（発熱など）

Granulation 肉芽組織				
g	0	治療あるいは創が浅いため肉芽形成の評価ができない	G	4	良性肉芽が、創面の 10％以上 50％未満を占める
	1	良性肉芽が創面の 90％以上を占める		5	良性肉芽が、創面の 10％未満を占める
	3	良性肉芽が創面の 50％以上 90％未満を占める		6	良性肉芽が全く形成されていない

Necrotic tissue 壊死組織 混在している場合は全体的に多い病態をもって評価する				
n	0	壊死組織なし	N	3	柔らかい壊死組織あり
				6	硬く厚い密着した壊死組織あり

Pocket ポケット 毎回同じ体位で、ポケット全周（潰瘍面も含め）[長径（cm）×長径と直交する最大径（cm）] から潰瘍の大きさを差し引いたもの				
p	0	ポケットなし	P	6	4 未満
				9	4 以上 16 未満
				12	16 以上 36 未満
				24	36 以上

部位［仙骨部、坐骨部、大転子部、踵骨部、その他（　　　　　）］　　合計

※深さ（Depth：d, D）の得点は合計点には加えない。

Tips

■経時変化を見ることで、個々の褥瘡の治癒過程の評価が可能であるのに加え、別々の患者間の重傷度の比較も可能である。

■あくまで慢性期褥瘡の治癒過程を評価するもので、急性期褥瘡には対応していない。

1. 褥瘡

■トータル治療の実際・アルゴリズム

	Necrotic tissue (壊死組織) N→n	Inflammation/Infection (炎症/感染) I→i	Exudate (滲出液) E→e	Granulation (肉芽形成) G→g	Size (大きさ) S→s	Pocket (ポケット) P→(−)
外用薬					アズレン	
		カデキソマー・ヨウ素		アルミニウムクロロヒドロキシアラントイネート		
				塩化リゾチーム		
		スルファジアジン銀		酸化亜鉛		
	デキストラノマー		デキストラノマー		トラフェルミン	
	フィブリノリジン・デオキシリボヌクレアーゼ配合剤			トレチノイントコフェリル		トレチノイントコフェリル
	ブロメライン			ブクラデシンナトリウム		
			ポビドンヨード	プロスタグランジンE₁		
			ポビドンヨード・シュガー			ポビドンヨード・シュガー
			ヨードホルム	幼牛血液抽出物		
	硫酸フラジオマイシン・トリプシン					
ドレッシング材				アルギン酸塩		
				キチン		
				ハイドロコロイド		
	ハイドロジェル				ハイドロジェル	
			「銀含有製材」	ハイドロファイバー®		
				ハイドロポリマー		
			ポリウレタンフォーム			
外科的治療		外科的デブリードマン			観血的創閉鎖	ポケット切開
物理療法					陰圧閉鎖療法	
					高圧酸素療法	
					光線療法	
	水治療法				水治療法	
	電気刺激療法				電気刺激療法	
消毒・洗浄		消毒				
	生理食塩水、蒸留水などによる洗浄					
	圧洗浄、十分な量を用いた洗浄					
	ポケット内の洗浄	温めた洗浄液				

推奨度
- A：行うよう強く勧められる。
- B：行うよう勧められる。
- C₁：行うことを考慮してもよいが、十分な根拠*がない。
  *根拠とは臨床試験や疫学研究による知見を指す。
- C₂：根拠*がないので、勧められない。
- D：行わないよう勧められる。

(立花隆夫：ガイドライン外来診療2008．pp287−297，日経メディカル開発，東京，2008より引用一部改変)

Tips

- DESIGN重症度分類の大文字を小文字に変えていくような治療方針となっている。
- 壊死組織除去と感染のコントロールにおいては臨床的には外科的デブリードマンが最も重要である。
- 対応する外用薬、ドレッシング材の具体的な商品名と特徴はSupplement（創傷被覆材マテリアル、創傷治療外用薬マテリアル）の項を参照。

8 胸壁・体幹

■代表的な手術術式

部位	術式	シェーマ
仙骨部	殿部穿通枝皮弁 (Gluteal perforator flap)	殿部穿通動脈を使用した皮弁。回転皮弁、VY前進皮弁として用いる
大転子部	外側大腿皮弁 (Lateral thigh flap)	大腿深動脈第1穿通枝を使用した皮弁。VY前進皮弁やHachet型回転皮弁として用いることが多い
坐骨部	局所皮弁	Limberg flapなど（小範囲でポケットが比較的小さい場合）
	殿部大腿皮弁 (Gluteal thigh flap)	大腿深動静第2・第3穿通枝を使用した皮弁。VY前進皮弁やHachet型回転皮弁として用いることが多い
	後大腿皮弁 (Posterior thigh flap)	後大腿皮神経の伴走動静脈を茎とする島状皮弁。中枢を皮下茎として使用可能

Tips

■現在では筋皮弁はほとんど使用されず、穿通枝やそれに伴う皮下ネットワークを利用した低侵襲で物理的にも強い筋膜皮弁が主流となっている。
■術後の褥瘡再発率は、坐骨部が最も高い。
坐骨部（53.2％）＞仙骨部（21.8％）＞大転子部（12.5％）

【文献】
・Rubin JA, et al : The posterior thigh fasciocutaneous flap : Vascular anatomy and clinical application. Plast Reconstr Surg 95 : 1228-1239, 1995

・Koshima I, et al : The gluteal perforator-based flap for repair of sacral pressure sores. Plast Reconstr Surg 91 : 678-683, 1993
・岡部勝行ほか：再発性難治性褥瘡に対する治療法の選択. 形成外科 41 : 933-946, 1998

2. 胸壁欠損（感染）

■特徴

種類	胸腔内死腔感染（膿胸）、胸骨骨髄炎、縦隔炎	
原因	心臓手術後の創部感染・胸骨骨髄炎 　　心臓開胸手術の5％程度に発生 　　内胸動静脈の採取による胸骨壊死：片側0.3％、両側2.4％ 腫瘍切除後 放射線照射後潰瘍	
分類と治療方針 (Pairolero分類)	Type 1	術後3日以内、漿液性浸出液、培養陰性、細菌感染や骨髄炎なし	切開、デブリードマン、再閉創
	Type 2	術後3週以内で化膿性縦隔炎発症、培養陽性、細菌感染あるいは骨髄炎あり	切開、デブリードマン、皮弁形成
	Type 3	術後数カ月～数年、慢性骨髄炎による瘻孔形成	切開、デブリードマン、皮弁形成

Tips

- まずは完全なデブリードマン（壊死組織、不良肉芽、腐骨など）による創部のコントロールが治療を行ううえで必須となる。
- デブリードマン後に生じる胸骨の欠損は、体部よりも柄部の方が、胸郭の機能は強く傷害される傾向にある。

【文献】

- Pairolero PC, et al : Management of infected medial sternotomy wounds. Ann Thorac Surg 42 : 1-2, 1986
- Starzynski TE, et al : Problems of major chest wall reconstruction. Plast Reconstr Surg 44 : 525-535, 1969

2. 胸壁欠損（感染）

■再建

胸郭の再建	適応	連続した 4 本以上の肋骨欠損あるいは 5cm 以上の欠損 奇異呼吸や呼吸機能の障害が認められる場合
	実際	人工材料：メッシュによる再建 　　・Polypropylene = Marlex® 　　・Expanded polyetrafluoroethylene = Gore-Tex® 自家組織：筋膜皮弁による再建
創部充填・被覆		有茎皮弁・遊離皮弁 　大胸筋皮弁、広背筋皮弁、腹直筋皮弁、大網＋植皮 　など

Tips
- 胸腔の再建は、死腔を完全に充填し、air tight として呼吸機能の改善を達成することが重要である。
- 再建前にデブリードマンと創部の浄化が行われていないと治療に難渋することとなる。そのため壊死組織や汚染が高度・広範囲の場合は二期的な再建の方がよい場合が多い。

【文献】
・McCormack PM : Use of prosthetic materials in chest wall reconstruction ; Assets and liabilities. Surg Clin North Am 69 : 965-976, 1989

3. 漏斗胸

■特徴

発生頻度	3〜5人：1,000人
原因	肋軟骨の過成長が原因とされている（誘因は不明）
性差	男：女＝4：1
遺伝性	30％以上に家族歴あり（遺伝形式不明）
症状	・胸郭変形による整容的問題が中心のことが多い ・年齢とともに変形が増強され、特に左右非対称症例ではそれが顕著となる ・心臓呼吸器系の機能障害を呈するものはまれ
合併症	側彎症（15％）、Marfan症候群、先天性心疾患（1.5％）
画像所見 　Pectus index 　（胸部CT）	$\dfrac{\text{胸壁最陥凹部の前後径（B）}}{\text{胸郭最大横径（A）}}$

【文献】
・Shamberger RC, et al : Surgical repair of Pectus excavatum. J Pediatr Surg 23 : 508-512, 1977

■治療

手術が基本となる。

3. 漏斗胸

	Ravitch 変法（胸郭挙上法）	Nuss 法
手術	・3〜6 歳頃が至適手術時期とされるが、成人例にも適応される ・肋軟骨の切除は、胸骨体部に付着する変形した第 3〜第 7 肋軟骨が基本 ・第 4 もしくは第 5 肋骨の高さに、プレートを挿入して胸骨を挙上する ・少なくとも左内胸動静脈は胸骨側に付けたまま挙上する ・非対称性の漏斗胸にも幅広く適応可能	・胸郭の可塑性を利用した矯正術 ・ペクタスバー*を使用して矯正を行う ・5〜10 歳程度が至適手術時期 ・通常バーは第 4 肋間に挿入する
合併症	感染（2％程度）、気胸、心肺損傷（Nuss 法）、プレート変位（Nuss 法）、金属アレルギー	

*ペクタスバー…ステンレス製：LORENZ 社（米国）、チタン製：ソルブ社（日本）

Tips

■抜釘は 2〜3 年
■Nuss 法では、6〜8 肋軟骨変形が矯正されにくいため、年長であったり同部位の変形の程度が強ければ Ravitch 変法の方が結果が確実である。
■低年齢症例に Nuss 法を行うと、ときにバーが支持肋骨を圧迫し局所変形を生じる。
■非対称症例では、年長になるほど Nuss 法では変形が残存する傾向がある。

【文献】

・星栄一：胸骨挙上術― Ravitch 変法―．形成外科 42：21-31, 1999
・野口昌彦ほか：Nuss 法のメカニズムと至適手術時期．形成外科 50：381-390, 2007
・Nuss D, et al：Repair of Pectus Excavatum. Pediatric endosurgery & innovative techniques, Vol. 2. pp205-221, Mary Ann Liebert Inc, USA, 1998

4. 腹壁瘢痕ヘルニア

■特徴

発生率	開腹手術の1〜3% （腹膜炎などの感染が要因となることが多い）
従来の治療法の特徴と欠点	
単純縫縮	・一般に横幅が7cm以下の小さいヘルニアのみが適応 ・40%前後の再発率
人工材料*による再建	・10%程度の再発率 ・感染、露出、腸管の癒着などの合併症がある ・感染が要因となって生じたケースには使用しがたい
自家組織による再建（大腿筋膜張筋弁など）	・手術侵襲が高く、採取部の合併症が多い（漿液腫や疼痛など全症例の18%程度に認める） ・筋弁の部分壊死をしばしば認める（20%程度） ・有茎の場合、移動距離の制限があり、遊離とすれば手術手技が煩雑になる

*人工材料…吸収性メッシュ　（Polyglactin 910 = Vicryl®）
　　　　　非吸収性メッシュ（Polypropylene = Marlex®
　　　　　　　　　　　　　Polyplopylene fiber = Prolene™
　　　　　　　　　　　　　Expanded polyetrafluoroethylene = Gore-Tex®）

Tips

■メッシュを使用する際は、ヘルニア門よりも十分大きなサイズを使用して周囲健常部を含めて覆うのが重要である。

【文献】
・Poole GVJr : Mechanical factors in abdominal wound closure ; The prevention of fascial dehiscence. Surgery 97 : 631-640, 1985
・Williams JK, et al : Role of tensor fasciae latae in abdominal wall reconstruction. Plast Reconstr Surg 101 : 713-718, 1998

■Component separation 法

術式	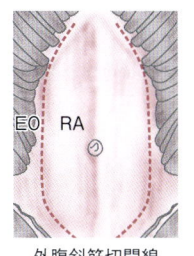 外腹斜筋切開線 / 外腹斜筋の切開部（↓）とリリース（*）
	外腹斜筋腱膜を全長で切開して内腹斜筋間を剥離しつつ減張し、腹壁を正中で縫合する
利点	・手技が容易 ・腹直筋の機能が温存され、dynamic な再建である ・採取部の犠牲がない ・同一術野で行うことができる ・ヘルニア門の大きさや、腹壁の緊張度に合わせて外腹斜筋腱膜の切開範囲や、場合によっては腹直筋後鞘の切開を追加できる
適応	・外腹斜筋腱膜の減張のみ 　ヘルニア門 10〜12cm まで ・腹直筋後鞘の減張追加 　ヘルニア門 15cm 程度まで

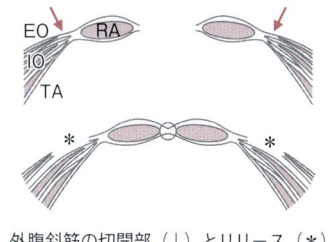

RA：腹直筋
EO：外腹斜筋
IO：内腹斜筋
TA：腹横筋

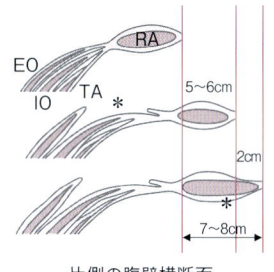

片側の腹壁横断面

Tips

■ヘルニア門横幅の評価は仰臥位 CT が有用である。
■皮下の剥離は外腹斜筋腱膜移行部までの必要最小限とする。
■縫合時の腹壁の緊張はできるだけゼロとなるように、減張を追加する。
■上前腸骨棘レベル（waist line）では、腹壁筋体に遊びがないため、最も正中への前進に制限がかかるので注意する。
■完全な減張が難しい場合には人工材料の補強を追加するとよい（ただし、創部の汚染のないものに限る）。
■術後、腹圧の上昇により一過性の呼吸障害が生ずる場合があるので、術後の呼吸管理に注意する。

【文献】
・Ramirez OM, et al : Components separation method for closure of abdominal-wall defects ; An anatomic and clinical study. Plast Reconstr Surg 86 : 519–526, 1990
・宇田宏一ほか：腹壁瘢痕ヘルニアに対するComponents separationの検討. 日形会誌 22 : 775–761, 2002

9 手の外科

1. 解剖
2. 絞扼性神経障害
3. 手・足の先天異常
4. 腱損傷
5. 切断指

9 手の外科

1. 解剖

巻末カラー図参照

■表面解剖
●手掌の表面解剖と深部組織の関係

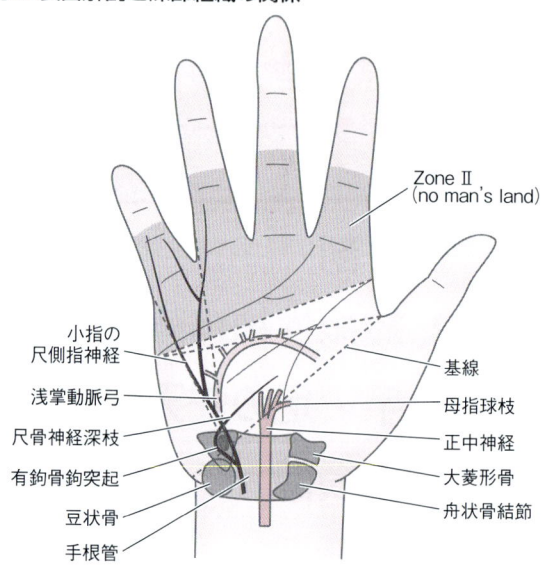

- Zone Ⅱ (no man's land)
- 小指の尺側指神経
- 浅掌動脈弓
- 尺骨神経深枝
- 有鉤骨鉤突起
- 豆状骨
- 手根管
- 基線
- 母指球枝
- 正中神経
- 大菱形骨
- 舟状骨結節

1. 解剖

●皮線の名称

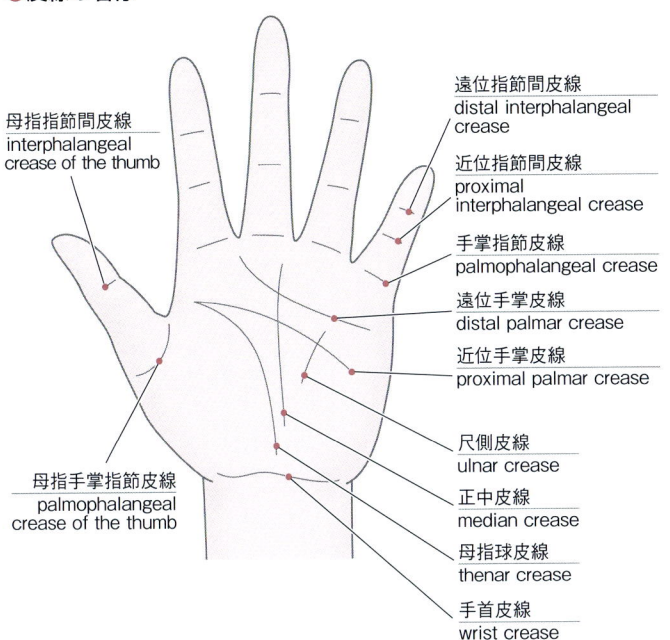

母指指節間皮線
interphalangeal crease of the thumb

遠位指節間皮線
distal interphalangeal crease

近位指節間皮線
proximal interphalangeal crease

手掌指節皮線
palmophalangeal crease

遠位手掌皮線
distal palmar crease

近位手掌皮線
proximal palmar crease

母指手掌指節皮線
palmophalangeal crease of the thumb

尺側皮線
ulnar crease

正中皮線
median crease

母指球皮線
thenar crease

手首皮線
wrist crease

Tips
■正中神経の母指球枝の分岐部の位置：手根管解放術などの際に重要
■浅掌動脈弓の末梢端の位置：手掌部での切断などの血行再建の際に重要

9 手の外科

■神経（正中神経・尺骨神経・橈骨神経）と筋支配（Motor）

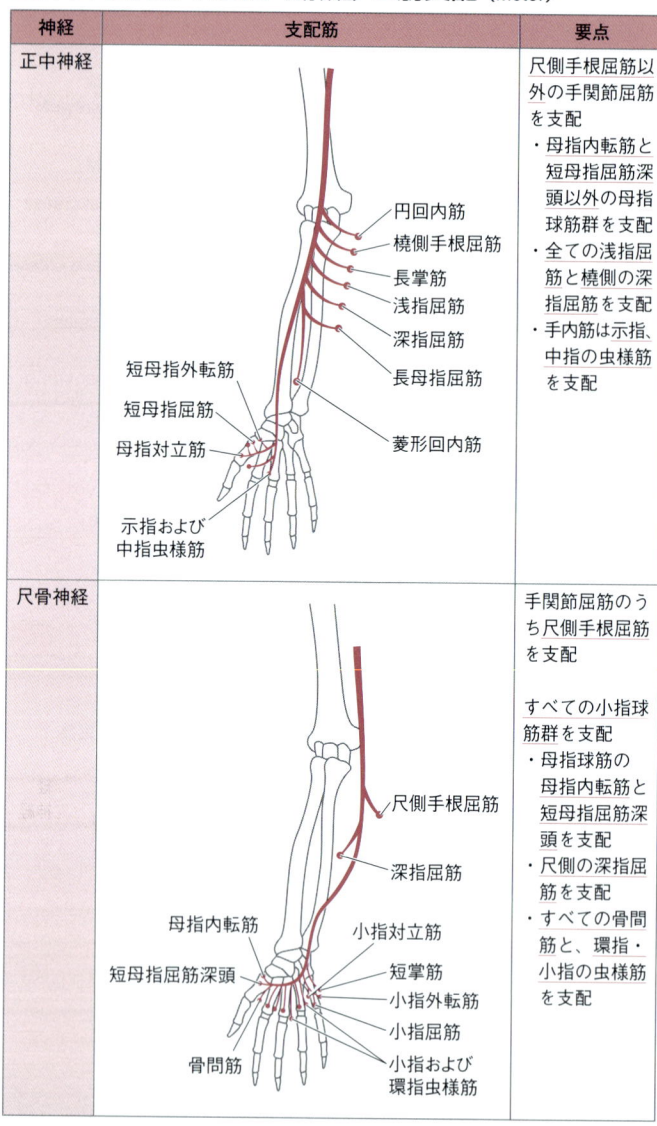

神経	支配筋	要点
正中神経	円回内筋 橈側手根屈筋 長掌筋 浅指屈筋 深指屈筋 長母指屈筋 方形回内筋 短母指外転筋 短母指屈筋 母指対立筋 示指および中指虫様筋	尺側手根屈筋以外の手関節屈筋を支配 ・母指内転筋と短母指屈筋深頭以外の母指球筋群を支配 ・全ての浅指屈筋と橈側の深指屈筋を支配 ・手内筋は示指、中指の虫様筋を支配
尺骨神経	尺側手根屈筋 深指屈筋 母指内転筋 短母指屈筋深頭 小指対立筋 短掌筋 小指外転筋 小指屈筋 骨間筋 小指および環指虫様筋	手関節屈筋のうち尺側手根屈筋を支配 すべての小指球筋群を支配 ・母指球筋の母指内転筋と短母指屈筋深頭を支配 ・尺側の深指屈筋を支配 ・すべての骨間筋と、環指・小指の虫様筋を支配

1. 解剖

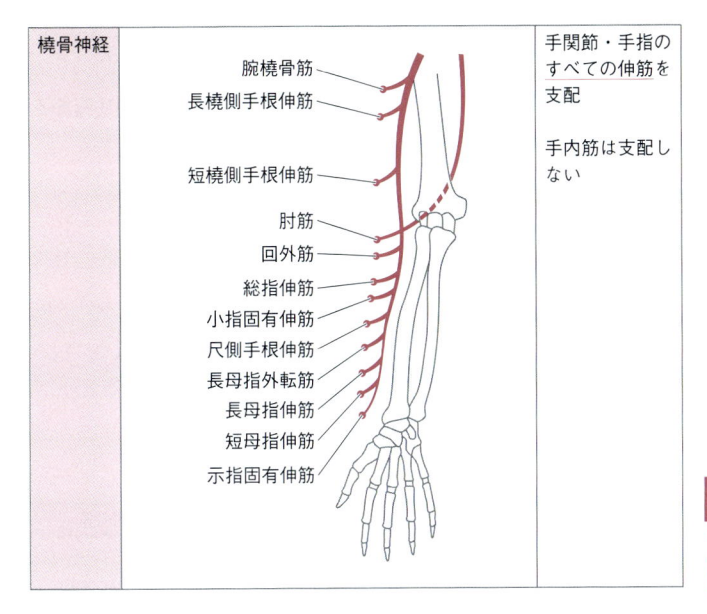

橈骨神経		手関節・手指のすべての伸筋を支配
	腕橈骨筋 長橈側手根伸筋 短橈側手根伸筋 肘筋 回外筋 総指伸筋 小指固有伸筋 尺側手根伸筋 長母指外転筋 長母指伸筋 短母指伸筋 示指固有伸筋	手内筋は支配しない

■神経（正中神経・尺骨神経・橈骨神経）と知覚支配（Sensory）

前腕掌側・手掌

- 外側前腕皮神経
- 内側前腕皮神経
- 正中神経掌枝
- 橈骨神経
- 正中神経
- 尺骨神経掌枝
- 尺骨神経

前腕背側・手背

- 内側前腕皮神経
- 外側前腕皮神経
- 後前腕皮神経
- 尺骨神経
- 橈骨神経
- 正中神経

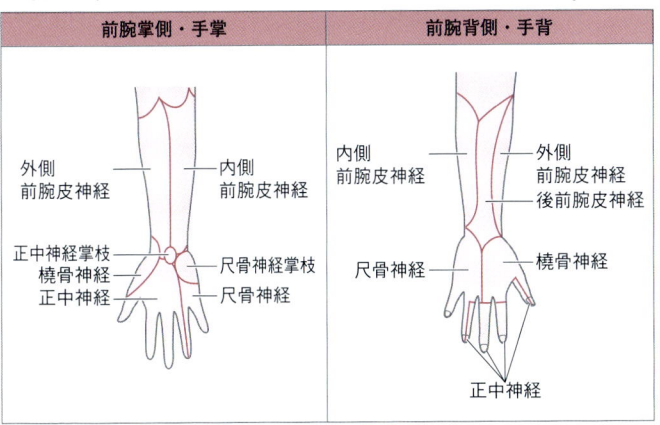

9 手の外科

■手内筋の作用と手指のポジション

●作用

手内筋（intrinsic muscle：骨間筋、虫様筋）は手指 MP 関節を屈曲させつつ、PIP・DIP 関節を伸展させる。

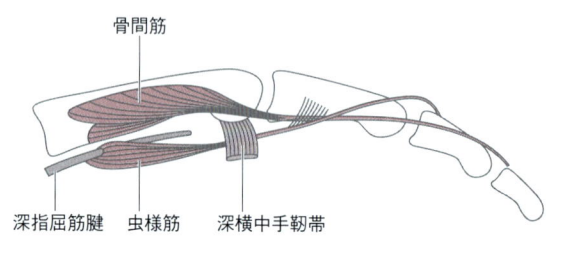

骨間筋

深指屈筋腱　虫様筋　深横中手靱帯

●ポジション

	Intrinsic plus position	Intrinsic minus position
原因	手内筋の拘縮で生じる （手に限局して Volkmann 拘縮）	手内筋の麻痺で生じる
症状	指は MP 関節で屈曲 IP 関節で伸展 →袖に手を通すような肢位	指は MP 関節で過伸展 IP 関節で屈曲 = Claw hand

9 手の外科

2. 絞扼性神経障害

■正中神経麻痺

高位により手根管症候群、円回内筋症候群、前骨間神経麻痺がある。

共通の症状	シェーマ
猿手（右図） 母指対立不能 母指 MP 関節の外転不能	母指球筋萎縮

●手根管症候群

特徴	・上肢の絞扼性神経障害のなかで最も頻度が高い ・40～50歳の女性に多い ・利き手に多いが、両側性に起こることもある

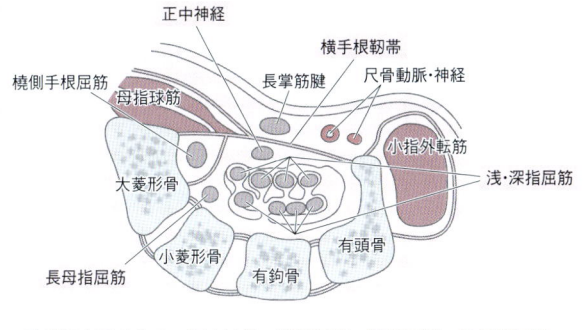

（図：手根管断面図）
正中神経、横手根靱帯、橈側手根屈筋、長掌筋腱、尺骨動脈・神経、母指球筋、小指外転筋、大菱形骨、浅・深指屈筋、長母指屈筋、小菱形骨、有鈎骨、有頭骨

・手根管を通るもの：正中神経・浅指屈筋・深指屈筋・長母指屈筋
・橈側手根屈筋腱、尺骨神経は手根管を通らない
・正中神経は屈筋支帯の中枢側で圧迫される

原因	・特発性が最も多い　　　　・RA による滑膜炎 ・非特異性腱鞘炎　　　　　・人工透析によるアミロイドーシス ・手根骨骨折、手関節脱臼
症状	・母指から環指橈側 1/2 掌側部のしびれ、疼痛、時に夜間痛 ・母指球筋の萎縮（猿手）→ピンチ動作の障害

所見	・Tinel 徴候 ＋　・Phalen テスト ＋
治療	・保存治療安静　　副子固定 　　　　　　　　　消炎鎮痛薬、ビタミン B_{12} 投与 　　　　　　　　　ステロイド剤注入 ・手術　　手根管開放術

●その他の正中神経麻痺

	特徴と症状
円回内筋症候群	円回内筋入口部での絞扼性神経障害
前骨間神経麻痺	円回内筋トンネル内での絞扼性神経障害 母指 IP 関節と示指 DIP 関節の屈曲不能→ OK サイン不能 知覚障害なし

■尺骨神経麻痺

高位により肘部管症候群、尺骨管症候群がある。

	症状	シェーマ
Claw hand	手内筋麻痺→環・小指 DIP 関節の屈曲障害と PIP 関節の伸展障害	
鷲手変形 (正中神経麻痺の合併)	正中神経麻痺の合併では、全指に屈曲障害が生じる すべての手指は intrinsic minus position をとる	
背側骨間筋の萎縮		
母指内転不能	フローマン徴候 (Froment sign)：母指と示指のつまみ動作で、母指内転筋不全を補うため母指 IP 関節が屈曲する	
小指内転不能、外転不能		

●肘部管症候群

特徴	肘の尺骨神経溝での絞扼性神経障害
原因	外反肘、変形性肘関節症、尺骨の習慣性脱臼、ガングリオンなど
治療	尺骨神経前方移動術（King法）

●尺骨管（Guyon管）症候群

特徴	尺骨管（= Guyon管）における絞扼 中枢側で尺側の部は豆状骨、末梢側で橈側の部は有鉤骨に境界された斜めに走るトンネル。トンネル内で浅枝（知覚枝）と深枝（運動枝）に分かれる
	尺骨管を通るもの：尺骨神経浅枝、尺骨神経深枝、尺骨動脈
原因	ガングリオン、有鉤骨骨折など
治療	原因の除去、尺骨管開放など

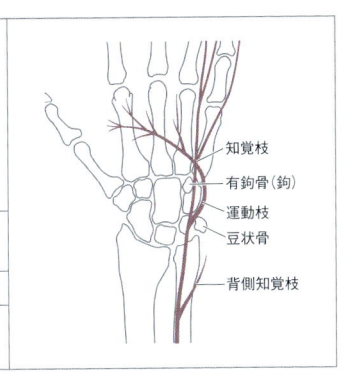

図中ラベル：知覚枝、有鉤骨（鉤）、運動枝、豆状骨、背側知覚枝

Tips
■肘部管症候群と尺骨管症候群の違い：尺骨管症候群は低位型神経障害であるため環小指尺側の知覚障害は生じないことがある。

■橈骨神経麻痺

症状	手関節の背屈障害→Drop hand（下垂手）
後骨間神経麻痺	橈骨神経は橈骨頭付近で運動枝の深枝と知覚枝の浅枝に分かれる。この深枝のみの絞扼による麻痺 回外筋の入口部で絞扼される 症状：手指伸展障害（手関節背屈は可能）、知覚障害なし

【文献】
・津下健哉：手の外科の実際（第6版）．南江堂，東京，1985

9 手の外科

3. 手・足の先天異常

■先天異常の分類法

Ⅰ. 形成障害（発育停止）	横軸形成障害（短合指症） 縦軸形成障害（母指低形成）
Ⅱ. 分化障害	軟部組織（握り母指、屈指症） 骨組織（三角骨、Madelung 変形）
Ⅲ. 重複	多指症、三指節母指、Mirror hand
Ⅳ. 指列誘導障害	合指症、裂手
Ⅴ. 過成長	巨指症
Ⅵ. 低成長	短指症、斜指症
Ⅶ. 絞扼輪症候群	
Ⅷ. 骨系統疾患および症候群の部分症	
Ⅸ. その他（分類不能例）	

【文献】
・萩野利彦ほか：手の先天異常分類マニュアル（日本手の外科学会先天異常委員会改訂版 2000 年）．日手会誌 17：352-365, 2000

■合指症

病因	カテゴリー：指列誘導障害
	指間の間葉細胞のアポトーシスの障害によるとされる （A.E.R：Apical Ectodermal Ridge の分離退縮していく過程の異常）
発生頻度	1：1,000～3,000 男：女＝2：1
特徴	皮膚性と骨性がある（皮膚性＞＞骨性） 手：中・環指間に多い 足：2-3 趾間に多い
手術	1 歳半～2 歳（骨性で複雑なケースは 3～4 歳まで待機）指間形成術

3. 手・足の先天異常

■多指症
●母指多指症

病因	カテゴリー：重複
発生頻度	0.5～1：1,000 手の先天異常で最も頻度が高い 男：女＝1.5：1
分類	Wassel 分類（X 線所見をベースにした分類） Ⅰ　Ⅱ　Ⅲ　Ⅳ　Ⅴ　Ⅵ　Ⅶ 末節型　基節型　中手骨型　三指節型
特徴	両側性：10 数％ Wassel Ⅳ型が最も多い（43％） 尺側が有意な場合が多い
手術	1 歳半～2 歳（骨切りを要するようなケースでは 3～4 歳まで待機） Wassel Ⅳ型以上では短母指外転筋の移行を要することが多い

【文献】
・Flatt AE：Care of Congenital Hand Anomalies (2nd ed). Quality Medical Publishing, St Louis, 1994

9 手の外科

●外側趾列多趾症

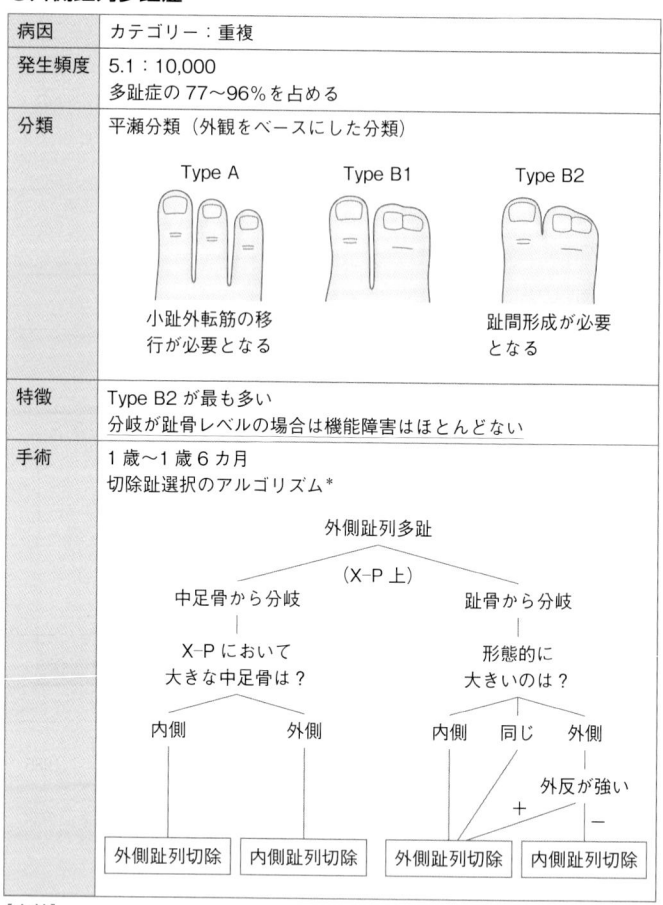

病因	カテゴリー：重複
発生頻度	5.1：10,000 多趾症の77～96%を占める
分類	平瀬分類（外観をベースにした分類） Type A　　　Type B1　　　Type B2 小趾外転筋の移行が必要となる　　　　　趾間形成が必要となる
特徴	Type B2が最も多い 分岐が趾骨レベルの場合は機能障害はほとんどない
手術	1歳～1歳6カ月 切除趾選択のアルゴリズム*

```
                    外側趾列多趾
                     （X-P上）
          ┌──────────────┴──────────────┐
       中足骨から分岐                    趾骨から分岐
       X-Pにおいて                       形態的に
       大きな中足骨は？                  大きいのは？
        ┌─────┴─────┐              ┌─────┼─────┐
       内側        外側            内側   同じ   外側
                                           │   外反が強い
                                           │    ＋  －
     ┌────────┐ ┌────────┐   ┌────────┐ ┌────────┐
     │外側趾列切除│ │内側趾列切除│   │外側趾列切除│ │内側趾列切除│
     └────────┘ └────────┘   └────────┘ └────────┘
```

[文献]

*Uda H, et al : Treatment of lateral ray polydactyly of the foot ; Focusing on the selection of the toe to be excised. Plast Reconstr Surg 109 : 1581-1591, 2002

3. 手・足の先天異常

■巨指症

病因	・カテゴリー：過成長
	・成因不明 ・末梢神経と周囲脂肪組織の肥大を伴うことより、神経作用の何かの異常が関与するとされる
分類	巨指症（真性）：大きく以下の2つに分かれる ・Static type 　　出生時直ちに巨指を認める 　　その後の成長の比率は不変 ・Progressive type 　　出生時にはあまり気づかない 　　成長とともに特定の指が異常な成長を示して進行する
特徴	・示指、ついで中指に多い ・血管の過形成などの異常は通常認めない ・両側性：10％程度 ・過伸展（屈曲障害）と斜指変形を同時に認めることが多い
手術	・成長抑制：指神経抜去、骨端軟骨切除など ・減量：軟部組織減量、骨切り短縮、切断など ・通常複数回の手術が必要となることが多い

【文献】
・Tsuge K : Treatment of macrodactyly. J Hand Surg Am 10 : 968-969, 1985

9 手の外科

■母指低形成

病因	カテゴリー：縦軸形成障害＞橈側列形成障害
分類	Blauth (Manske) 分類 1型：母指球筋の低形成 2型：母指球筋の低形成＋母指内転拘縮 3型：第1中手骨の近位部分欠損（3A：CM関節安定、3B：CM関節不安定） 4型：浮遊母指 5型：母指欠損
特徴	・程度によって橈側列の組織が低形成〜無形成となる ・橈骨の形成異常も合併することがある ・1〜3型の場合、手をよく使用するまで気づかれにくい
手術	・1〜3B型：示指浅指屈筋腱移行による対立再建、第1指間形成、小指球筋移行術など ・3B〜5型：示指の母指化術

【文献】

・Manske PR, et al : Index finger pollicization for a congenitally absent or nonfunctioning thumb. J Hand Surg Am 10 : 606-613, 1985

3. 手・足の先天異常

■絞扼輪症候群

病因	カテゴリー：絞扼輪症候群
	妊娠早期に羊膜が損傷し、羊水過小に加えて羊膜索が四肢などに巻き付くことで末梢に障害を発生するとされているが、実態は不明
発生頻度	1：2,000〜10,000
特徴	・絞扼輪：半周、全周の場合がある ・リンパ浮腫：絞扼輪が深い場合に末梢に認める ・先端合指：癒合部近位に開窓がある（有窓性合指） ・切断型：絞扼輪が重傷の場合に生じる
手術	・絞扼輪のリリース：Z形成術など ・合指の分離、形成（先端合指は早めに解除して成長を促す）

図中ラベル：尖端合指症、切断、絞扼輪、リンパ浮腫

Tips

■本症の切断型では、中枢側の骨形成障害はない（横軸形成障害＝短合指症では骨形成障害が存在するので区別される）。

【文献】
・津下健哉：手の外科の実際（第6版）．南江堂，東京，1985

9 手の外科

■裂手

病因	カテゴリー：指列誘導障害
	同じ指列誘導障害に属する骨性合指症と関連が深い
発生頻度	1：17,000 男に多いとされる
分類	**中央列欠損裂手** 1指列欠損　　2指列欠損　　示指欠損＋三指節母指 **複合裂手** 指列欠損,合指,多指などの合併
特徴	・中央列を中心に病態が生じる ・斜指、屈指、多指、cross bone などがこれに合併して多様な形態を呈する
手術	・裂の閉鎖、指間の高さの調節 ・示指の中央列への指列移動による第1指間形成　など

【文献】
・津下健哉：手の外科の実際（第6版）．南江堂，東京，1985

9 手の外科

4. 腱損傷

■屈筋腱損傷
●解剖と診断

腱の解剖	・浅指屈筋 基節骨レベルで健交差（chiasma）を形成して中節骨に付着 ＝PIP 関節を屈曲させる ・深指屈筋 基節骨レベルで浅指屈筋の chiasma をくぐって浅層に出て末節骨に付着＝PIP 関節、DIP 関節を屈曲させる 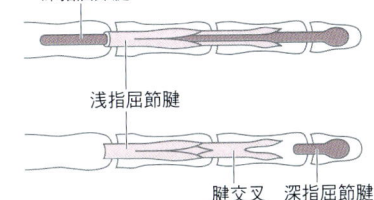 深指屈節腱 浅指屈節腱 腱交叉　深指屈節腱 ・プーリー（屈筋腱を保持して確実な指屈曲に関与） 　Annular pulleys ：A1〜5 　Cruciate pulleys：C1〜3 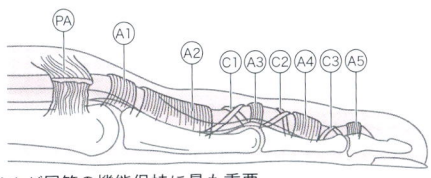 PA　A1　A2　C1 A3 C2 A4 C3 A5 A2 と A4 が屈筋の機能保持に最も重要
屈筋腱 ゾーン	Zone Ⅰ ：浅指屈筋付着部より末梢 Zone Ⅱ ：A1 プーリー〜浅指屈筋付着部 Zone Ⅲ ：手根管末梢縁〜A1 プーリー Zone Ⅳ ：手根管内 Zone Ⅴ ：手根管より中枢

9 手の外科

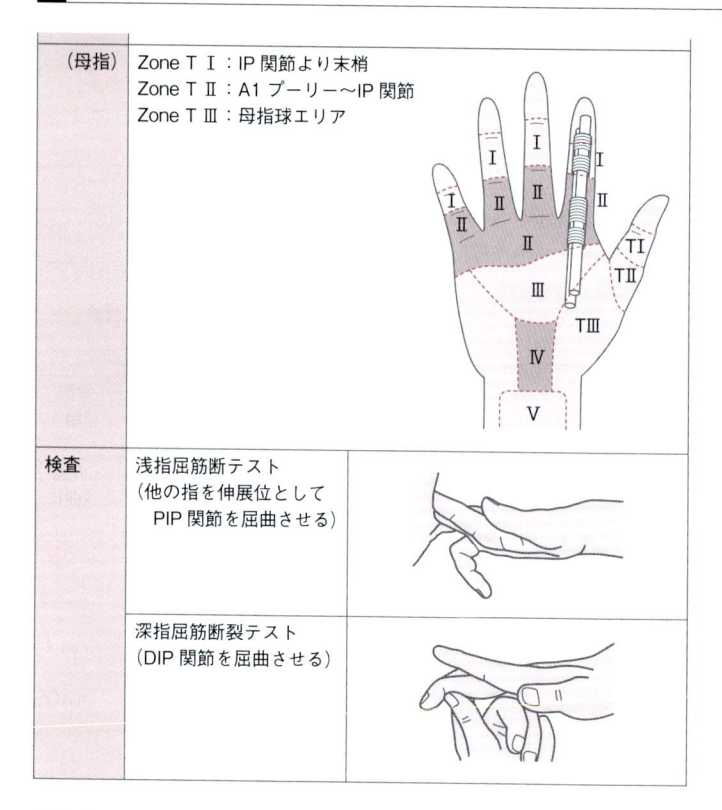

(母指)	Zone TⅠ：IP 関節より末梢 Zone TⅡ：A1 プーリー〜IP 関節 Zone TⅢ：母指球エリア	
検査	浅指屈筋断テスト (他の指を伸展位として PIP 関節を屈曲させる)	
	深指屈筋断裂テスト (DIP 関節を屈曲させる)	

●治療

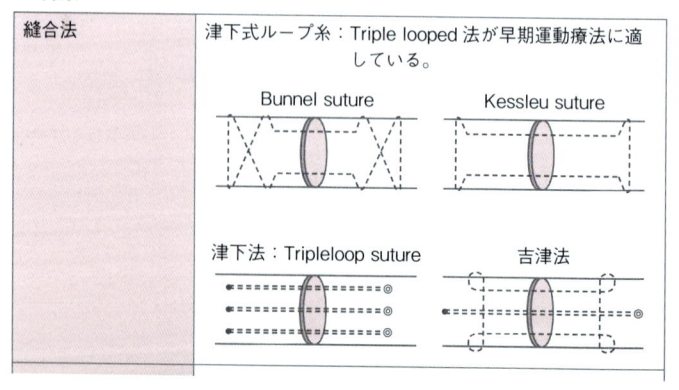

縫合法	津下式ループ糸：Triple looped 法が早期運動療法に適している。 Bunnel suture　　　Kessleu suture 津下法：Tripleloop suture　　　吉津法

4. 腱損傷

術後のギプス肢位	手関節　　0～30°掌屈 MP関節　45～70°屈曲
術後リハビリテーション 従来法(固定法)	0～3週　　圧迫包帯、安静 3週～　　自動運動開始。背側副子使用 6週～　　Dynamic splint使用
早期運動療法 (Kleinert法や Duran法に代表される方法＝自動伸展＋他動屈曲)	・現在の主流、強固な初期縫合張力が必要 ・術後3日目より制限付き自動伸展と他動屈曲を開始：3週間継続 ・3週目の段階で良好であればさらに2～3週同様の運動を継続、不良ならスプリントを除去して自動屈曲にあわせて可動域を広げていく
合併症	・再断裂：約5％ ・癒着による拘縮→腱剥離術（3ヵ月後以降）

【文献】
・Kleinert HE, et al : Primary repair of flexor tendons. Orthop Clin North Am 4 : 865-876, 1973
・Duran RJ : Controlled passivemotion following flexor tendon repair. AAOS symposium tendon surgery in hand. p10, Mosby, St Louis, 1975

■伸筋腱損傷

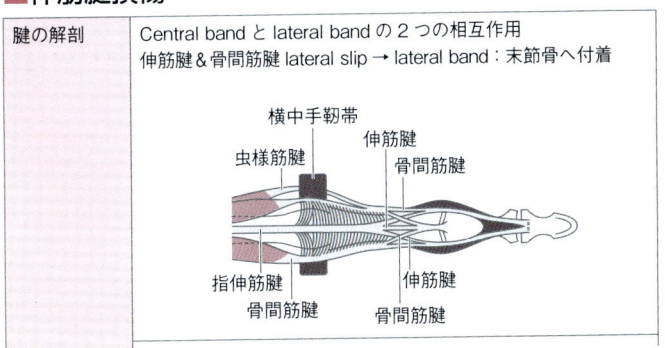

腱の解剖	Central band と lateral band の2つの相互作用 伸筋腱＆骨間筋腱 lateral slip → lateral band：末節骨へ付着

横中手靭帯
虫様筋腱
伸筋腱
骨間筋腱
指伸筋腱
伸筋腱
骨間筋腱
骨間筋腱

9 手の外科

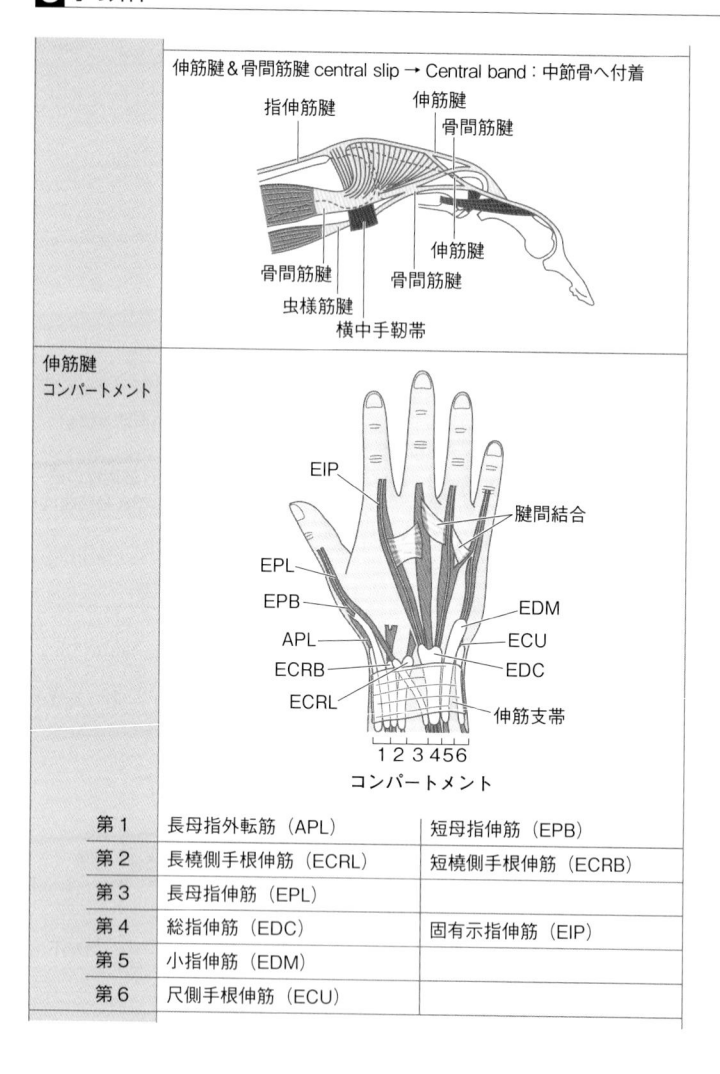

伸筋腱 & 骨間筋腱 central slip → Central band：中節骨へ付着

図：指伸筋腱、骨間筋腱、伸筋腱、虫様筋腱、横中手靭帯

伸筋腱コンパートメント		
第1	長母指外転筋（APL）	短母指伸筋（EPB）
第2	長橈側手根伸筋（ECRL）	短橈側手根伸筋（ECRB）
第3	長母指伸筋（EPL）	
第4	総指伸筋（EDC）	固有示指伸筋（EIP）
第5	小指伸筋（EDM）	
第6	尺側手根伸筋（ECU）	

4. 腱損傷

伸筋腱ゾーン	
	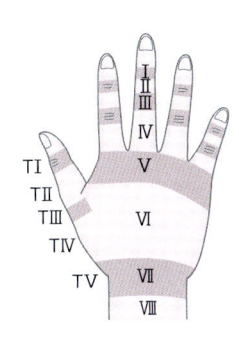 Zone I〜II 伸筋腱の中枢移動により Mallet finger（つち指変形）となり、進行すると Swan neck 変形が生じる 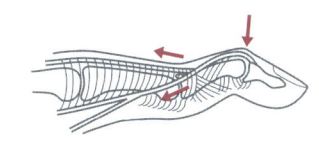
	Zone III Central band の損傷で lateral band が側方に slip してボタン穴変形となる 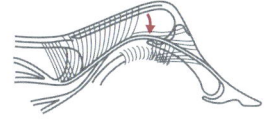
	Zone IV〜V MP 関節は手内筋の作用で屈曲位を取り、指の伸展が不能となる
	Zone VI〜VIII 周囲に軟部組織が多く、伸筋も太いために予後良好

9 手の外科

縫合法	扁平な部分に対してはマットレス縫合を行う 可能なら津下ループ針による縫合を行う Zone Ⅲでの縫合例
術後のギプス肢位	手関節　　　30°背屈 MP関節　　0°
術後リハビリテーション	Zone Ⅰでの損傷は DIP 関節過伸展で 5〜6 週の固定を要する 　　0〜4 週　　圧迫包帯、安静 　　3 週〜　　自動運動開始、手指屈曲は制限 　　6 週〜　　Dynamic splint 使用

9 手の外科

5. 切断指

■保存方法と分類

保存方法	・適度な冷却と生理食塩水による保湿が重要 ・氷に直接接触させたり、生理食塩水につけたまま保存してはいけない 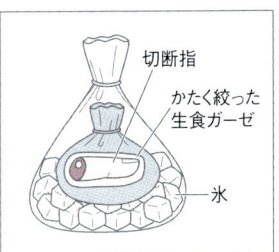
分類	玉井分類（切断指の断裂レベルの分類） 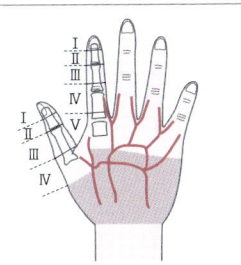
	石川分類（指尖部の断裂レベルの分類） 治療法と術後成績によく相関する Subzone Ⅳ：動静脈ともに吻合可能 Subzone Ⅲ：動脈吻合は可能、静脈吻合は可能だが難しい Subzone Ⅰ～Ⅱ： 　吻合可能の静脈はないか、あっても難しい 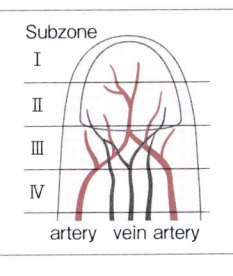

■治療と再建

治療	絶対適応	比較的適応	適応外
	・母指中枢部切断 ・多数指切断 ・小児の切断	・母指末梢部切断 ・単指末梢部・中枢部切断	・12時間以上の温阻血 ・全身疾患、糖尿病合併 ・麻酔に対し危険率の高い疾患 ・再接着を希望しない患者

再建	シェーマ
再建順 骨→腱→動脈→神経→静脈→皮膚 不全切断の場合は、静脈吻合は必ずしも必要ない	神経／動脈／屈筋腱 静脈／伸筋腱／植皮

(楠原廣久ほか：切断肢・指再接着．外傷形成外科，安瀬正紀監修，pp158-164, 2007より一部引用改変)

10 美容外科

1. しみ・あざのレーザー治療
2. Botox®治療
3. Filler
4. 眼瞼
5. 鼻
6. 脂肪吸引

10 美容外科

1. しみ・あざのレーザー治療

■波長とパルス幅

波長

波長は長いほど皮膚深部に届く。ターゲットが皮膚の浅層であれば短い波長、深層であれば長い波長が有利。

パルス幅

msec：ロングパルス　μsec：短パルス　nsec：Qスイッチ

照射時間を示す。短いほど周囲に熱が広がりにくい。熱の拡散で組織を変化させる場合（赤あざ、脱毛など）にはロングパルスレーザーを使用する。ターゲット以外に熱が広がらない方がよい場合（しみ、茶あざなど）にはQスイッチを使用する。

■赤あざなど

治療適応	単純性血管腫、苺状血管腫、毛細血管拡張症、痤瘡（赤み、凹凸）、くも状血管腫、老人性血管腫、静脈瘤、肥厚性瘢痕やケロイドの赤み	
代表的レーザー	パルス色素レーザー	Vビームレーザー（キャンデラ社）
波長とパルス幅	波長 585nm 照射パルス幅 0.45msec	波長 595nm 照射パルス幅 0.45〜40msec
特徴	血液中のヘモグロビンに選択的に吸収される。ヘモグロビンがレーザーの光エネルギーを吸収し、熱変換することで血管内壁が熱破壊されて血管を閉塞させる。	
	保険診療対象機種	パルス幅が可変でき、照射時の冷却機能がある

Tips
■ Vビームレーザーは従来の色素レーザーに比べて痂皮形成もなく効果も高い。

1. しみ・あざのレーザー治療

■色素（メラニン）系のあざ・しみなど

治療適応	太田母斑、異所性蒙古斑、扁平母斑、外傷性色素沈着、老人性色素斑、雀卵斑、刺青		
代表的レーザー	Qスイッチルビーレーザー	Qスイッチアレキサンドライトレーザー	QスイッチNdヤグレーザー
波長とパルス幅	波長694nm 照射パルス幅 20nsec	波長755nm 照射パルス幅 50nsec	波長532nm & 1064nm 照射パルス幅 5〜20nsec
特徴	メラニンに選択的に吸収される波長を使用し、熱エネルギーによって色素を破壊する		
	保険診療対象機種	保険診療対象機種	2種類の波長変換が可能

■保険適用

	赤色血管系	メラノサイトーシス系
疾患	単純性血管腫 苺状血管腫 毛細血管拡張症	太田母斑 異所性蒙古斑 外傷性色素沈着 扁平母斑*
適応レーザー	パルス色素レーザー	（Qスイッチ）ルビーレーザー Qスイッチアレキサンドライトレーザー
照射制限	照射間隔は3カ月以上	・照射間隔は3カ月以上 ・外傷性色素沈着や扁平母斑などの（いわゆる）茶あざに対しては、基本的に2回の照射しか認められない

*扁平母斑の治療においてはアレキサンドライトレーザーは適用外。

Tips
■赤あざ治療においてはVビームは適用外。

10 美容外科

2. Botox®治療

■ボツリヌストキシン (Botulinum toxin)

分子量15万ほどのタンパク質で、ボツリヌス菌が産生する毒素。

製品	・Botox® (100U)、Botox vista® (50U) ・分子量約5万の活性サブユニット (Aサブユニット、軽鎖) のA型ボツリヌストキシン
作用	・神経筋接合部においてアセチルコリンの放出を防ぐことで筋弛緩作用およびエクリン汗腺に対する制汗作用を呈する
効果	・効果は2～3日目より出現して、3～4カ月程度持続する。繰り返し打つことで効果期間が長くなる傾向がある
使用方法	・通常は生理食塩水で溶解して4U/0.1ml (100U/2.5ml) として使用する ・制汗目的で腋窩に使用する場合や咬筋肥大の治療では拡散を期待して2U/0.1ml (100U/5ml) として使用するとよい ・溶解後は4℃の保存下で6週間使用可能とされる

■適応となるしわの治療

部位	作用筋	初回注入単位	注入位置
眉間	眉毛下制筋、鼻根筋、眼輪筋、皺鼻筋	女性：20～30U 男性：20～30U	5～7カ所
前額	前頭筋	女性：10～20U 男性：20～30U	4～8カ所

2. Botox®治療

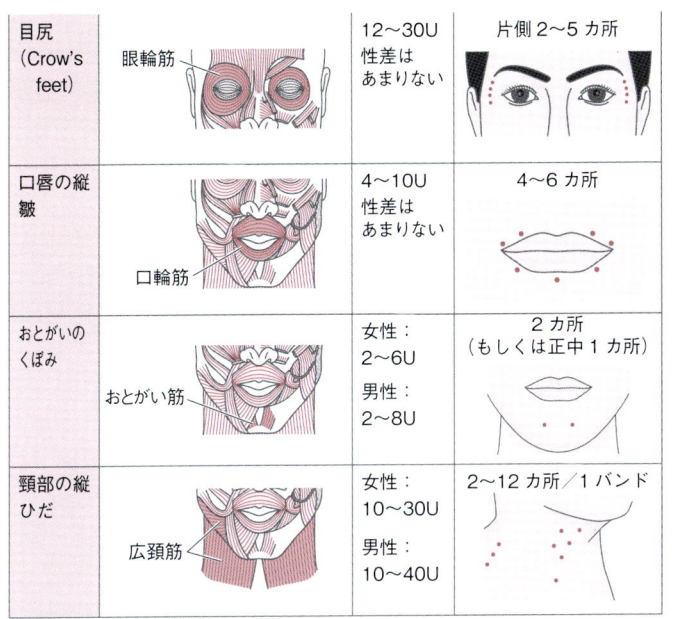

部位	筋肉	用量	注射箇所
目尻 (Crow's feet)	眼輪筋	12～30U 性差はあまりない	片側2～5カ所
口唇の縦皺	口輪筋	4～10U 性差はあまりない	4～6カ所
おとがいのくぼみ	おとがい筋	女性：2～6U 男性：2～8U	2カ所 (もしくは正中1カ所)
頸部の縦ひだ	広頸筋	女性：10～30U 男性：10～40U	2～12カ所／1バンド

Tips

- これらの注射はすべて皮下でよいが、皺鼻筋は深いので筋内に打つ。
- 眉間に打つ際は、上眼瞼深部（眼瞼挙筋）に流れて眼瞼下垂を来たさないように母指で上眼瞼内側をブロックして注入する。
- 前額は最も術後の complication が多い。眉毛下垂を避けるために、眉毛上1横指と眉山より外側は注射しない方が無難。この際、相対的に眉尻が上がるため、ややきつい印象となる可能性をしっかり説明しておく。

【文献】
・Carruthers J, et al : Consensus recommendations on the use of Botulinum toxin type A in facial aesthetics. Plast Reconstr Surg 114 : 1S–22S, 2004

10 美容外科

●その他の治療

治療目的	作用部位	初回注入単位（片側）	注入位置
多汗症治療（腋窩）	エクリン腺に作用	女性：25～40U 男性：30～50U	1cm間隔で腋毛部に
小顔治療（咬筋）		女性：25～40U 男性：30～50U	4～5カ所

Tips

- 腋窩は皮下に注入する。
- 咬筋に対しては、針先が下顎骨に当たるまで穿刺して確実に筋体内に注入する（浅いと表情筋が麻痺を起こす）。
- 咬筋の萎縮が生じるには2～3週間を要することが多い。

10 美容外科

3. Filler

■種類

現在ではヒアルロン酸とコラーゲンの2つがメインである。

	ヒアルロン酸				コラーゲン	
商品名	Restylane®	Hylaform®	Juvederm®	Puragen®	Zyderm®	CosmoDerm®
メーカー	Q-MED	Inamed	Inamed	Mentor	Collagen	Inamed
FDA	認可	認可	認可	未認可	認可	認可
厚生労働省	未認可	未認可	未認可	未認可	認可	未認可
由来	非動物性ヒアルロン酸	鶏冠由来ヒアルロン酸	非動物性ヒアルロン酸	非動物性ヒアルロン酸	ウシ由来コラーゲン	ヒト由来コラーゲン
皮内テスト	不要	不要	不要	不要	要	不要
特徴	アレルギー反応：0.004％	唯一動物由来のヒアルロン酸		二重架橋結合で吸収されにくい	アレルギー反応：1％	アレルギー反応：0.2％
局所麻酔剤	なし	なし	なし	なし	含有	含有

Tips
- 日本で薬事認証が下りているのは Zyderm® のみである（2011年12月現在）。
- 粒子の大きさ（濃度）と架橋率や構造の違いでそれぞれの製品に複数の種類がある。
- 半永久的なものとして、コラーゲンに PMMA が含有された Altecol®、ヒアルロン酸に AcrylHydrogel が含有された Dermalive®、また注入物自体が Polyacrylamid の Aquamid® などさまざまあるが、異物反応や肉芽腫の発生などの問題もあり使用しがたい。

10 美容外科

■治療部位と Filler の選択

部位	注入レベル	適応製品
皮膚の薄い場所（眼瞼周囲）のしわ Nasojugal groove	真皮上層	Restylane touch® Hylaform fineline® Juvederm 18®
一般的な顔面（前額、眉間、鼻唇溝、口唇周囲など）のしわ 口唇の augmentation	真皮中層	Restylane® Hylaform® Juvederm 20、24HV® Zyderm® CosmoDerm®
鼻唇溝の深いしわ 口唇、鼻背、おとがいなどの augmentation	真皮深層～皮下	Restylane perlane® Hylaform plus® Juvederm 30、30HV® Zyplast® CosmoPlast®

Tips

■コラーゲンはヒアルロン酸よりもなめらかな質感が出て、凹凸になりにくい。

10 美容外科

4. 眼瞼

■解剖

眼窩脂肪
ROOF（retro-orbicularis oculi fat）
眼瞼挙筋
眼窩隔膜
眼輪筋
挙筋腱膜
ミュラー筋
下横走靱帯
結膜
瞼板

瞼板筋
眼窩隔膜
眼窩脂肪
眼輪筋
頬皮下脂肪
SOOF（sub-orbicularis oculi fat）

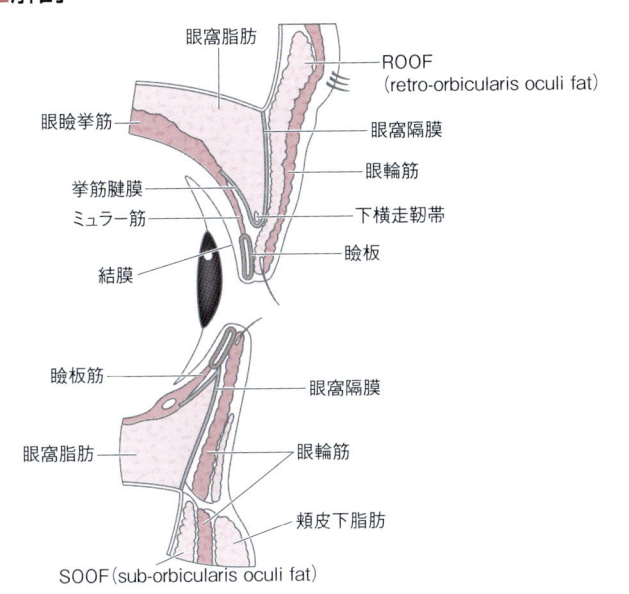

■重瞼

●重瞼のできる仕組み

〈重瞼の＋要素〉
　眼窩隔膜の反転部および瞼板から眼瞼皮膚に延びる線維性結合
〈重瞼の－要素〉
　眼瞼前葉の重さと厚み、隔膜前脂肪

上記の＋要素と－要素の相関関係で重瞼ができるかどうかが決まる

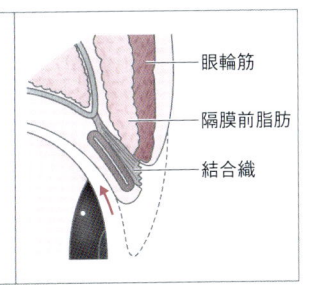

眼輪筋
隔膜前脂肪
結合織

●埋没法による重瞼術

	1点止め	2点止め
術式	皮膚／眼輪筋／瞼板前脂肪／瞼板／結膜	皮膚／眼輪筋／瞼板前脂肪／瞼板／結膜
	通常は 7-0 もしくは 8-0 の丸針重瞼専用ナイロン糸を用いる	
結膜側の固定	瞼板固定、挙筋腱膜固定 (重瞼幅が 5～6mm と狭い場合には瞼板固定となる)	
利点	・手術時間も短く簡便 ・術後の腫脹が比較的少ない	・重瞼ラインの細かい要望に応えやすい ・後戻りが少ない傾向がある
欠点	・術後の後戻りがやや多い ・たるみが強いケースでは、重瞼ラインが角張ったり皮膚が被って外側のラインが出にくい	・術後の腫脹がやや強い ・手技がやや煩雑となる

Tips

■重瞼は広いほど腫脹が目立つ。
■後戻りのリスクファクター:高すぎる重瞼線、皮膚の強い弛緩、腫れぼったい眼瞼、sunken eye、過去に埋没法を行って後戻りが生じたケースなど。
■瞼板固定は腫脹は少ないが、術後に多少の異物感が生じることがある。
■挙筋腱膜固定では糸を強く結びすぎると挙筋の滑走を阻害して開瞼不良となることがあるので瞼板固定よりも緩めに結ぶ。
■術前に sunken eye や眼瞼下垂があると、重瞼ができないばかりか、さらに症状を悪化させることがある。

4. 眼瞼

●切開法による重瞼術

適応	埋没法における後戻りのリスクの高いケース（先述）が適応
術式シェーマ	眼窩隔膜切開　皮膚切除幅
重瞼ライン	重瞼ラインは通常、瞼縁から 7～10mm の範囲で決める
組織切除	重瞼形成に余剰な皮膚および眼輪筋などを切除 必要に応じて眼窩脂肪を切除 皮膚切開ラインより 2～3mm 尾側まで眼輪筋などの瞼板前組織を切除して癒着を促す
眼窩隔膜切開と固定	眼窩隔膜を切開して挙筋腱膜を露出させ、尾側皮膚を固定する 通常、4カ所程度行う（皮膚→腱膜→皮膚）

Tips

- 皮膚切除部位より頭側の眼輪筋を除去すると、上方に予定外重瞼線が生じるため気をつける。
- 腫脹は、切開よりも尾側（瞼縁寄り）に強く、1～1.5カ月程度続くことが多い。
- 瞼板前組織を切除し過ぎると、医原性に眼瞼下垂を生じるので注意する。
- 左右差などの修正は、1週間以内もしくは3カ月以上経過後に行う。

■目頭切開

バランス	・日本人の場合、瞼裂幅と内眼角距離が 1：1.1〜1.2 程度がバランスが良いが、決まりはない
	1：1.1〜1.2：1
	・蒙古ひだの発達により、inter canthal distance が 28mm を超えると目が離れた印象となる
術式	通常は、W 形成と Z 形成を基本とした術式が行われている W形成　　　　Z形成1 　　　　　　　Z形成2

Tips
■切開線直下の眼輪筋層も確実にリリースする。
■20〜30％程度の後戻りがあるのを見越して、やや過矯正気味に行う。
■術後 1 カ月間程度は縫合部に軽い硬結と凸凹を生じるが、消失する。

■Blepahroplasty

●上眼瞼除皺術
従来法：切開重瞼術と同様
眉毛下皮膚切除法

適応	眼瞼の皮膚が厚ぼったい、または予定の切除量が多いために従来法では厚ぼったく不自然な重瞼になる場合
術式	・眉毛下縁よりわずかに眉毛内に入る位置で眼輪筋とともに切開する ・外側の切開では顔面神経側頭枝の走行に注意する 従来法　　　本法 ↓　　　　↓

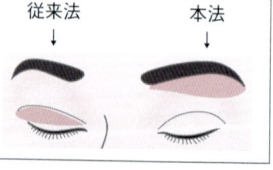

●下眼瞼除皺術

アプローチと眼窩脂肪の処理	睫毛下切開から眼輪筋皮弁の挙上	眼窩隔膜の tucking のみ
	眼窩脂肪切除	眼窩脂肪の移動(Hammura 法)
眼輪筋の suspension と皮膚切除	眼輪筋弁は斜め外側というより頭側垂直方向に牽引し、かつ眼窩内の外側壁後方の骨膜に固定するようにする（眼瞼外反を防ぐため）	
合併症：眼瞼外反の原因	皮膚の取りすぎ アプローチの瘢痕拘縮 眼輪筋弁の不適切な牽引と固定 術後の眼輪筋の一過性麻痺　　　　　など	

Tips

- Hammura 法では、眼輪筋の内側裏面から入る顔面神経を損傷して術後に一過性に麻痺を来たすことがまれにある。
- 術前の下眼瞼の snap test で、下眼瞼の弛緩が強いもの、また眼球突出気味のケース（マイナス vector）などは術後外反のリスクファクターなので注意する。

■眼瞼下垂（後天性）

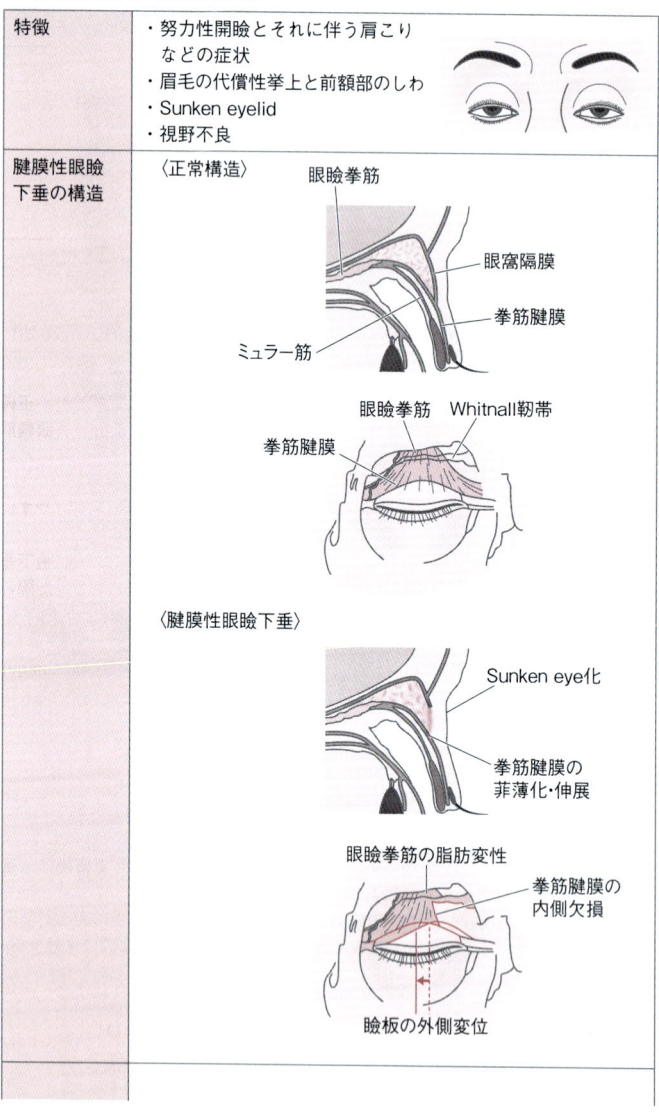

特徴	・努力性開瞼とそれに伴う肩こりなどの症状 ・眉毛の代償性挙上と前額部のしわ ・Sunken eyelid ・視野不良
腱膜性眼瞼下垂の構造	〈正常構造〉 眼瞼挙筋 眼窩隔膜 挙筋腱膜 ミュラー筋 眼瞼挙筋　Whitnall靭帯 挙筋腱膜 〈腱膜性眼瞼下垂〉 Sunken eye化 挙筋腱膜の菲薄化・伸展 眼瞼挙筋の脂肪変性 挙筋腱膜の内側欠損 瞼板の外側変位

4. 眼瞼

原因	退行性変化（コンタクトレンズや目をこするなどの物理的障害が示唆）
治療 （挙筋前転術）	・上眼瞼除皺術に準じたアプローチ ・挙筋腱膜が反転して眼窩隔膜へ折り返るやや上方を切開する ・眼窩隔膜を前転（反転）させて、瞼板に4～5カ所固定し、良好な開瞼を復活させる
鑑別診断	重症筋無力症 物理的障害（腫瘍など） Horner症候群：交感神経麻痺によるミュラー筋麻痺 慢性進行性外眼筋麻痺：ミトコンドリア筋症の一つ

Tips

- 局所麻酔の量が多すぎたり注入箇所が深すぎると挙筋にも麻酔が効き、正確な開瞼の把握が著しく困難になる。そのため麻酔は浸潤麻酔とし、皮下眼輪筋上に少量打つ。
- 通常4mmの挙筋前転で1mm程度の開瞼が得られるとされる。
- Medial hornの退行性変化が強いため、術後は外側ピークの開瞼となりやすいので注意する。
- 片側の眼瞼下垂症の場合、Hering現象のために健側と思われる側の眼瞼下垂がマスクされていないか必ずテストする（患側をブジーで受動開瞼した際に健側の下垂が生じるかどうかを確認）。テスト陽性なら両側の治療を要する。

【文献】

・de la Torre JI, et al：Aesthetic eyelid ptosis correction；A review of technique and cases. Plast Reconstr Surg 112：655-660, 2003

10 美容外科

5. 鼻

■解剖

- 内眼角
- 鼻骨
- 外側鼻軟骨
- 大鼻翼軟骨
  - 外側脚
  - 中側脚
  - 内側脚
- 上顎前頭突起
- 鼻根
- supratip breakpoint
- 鼻尖
- 鼻柱

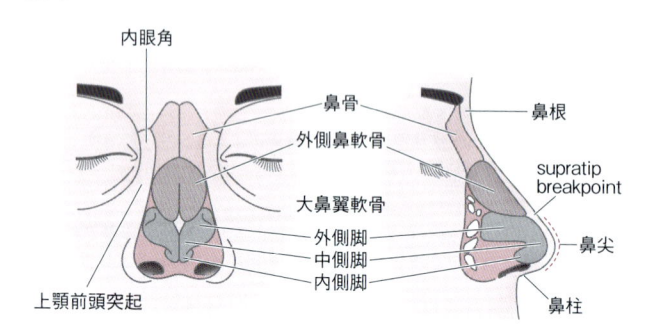

■アプローチ

	Closed approach	Open approach
切開	以下の3つがある ・鼻孔縁切開 ・鼻翼軟骨下切開 ・軟骨間切開 通常は鼻翼軟骨下切開を用いることが多い	V type / Step type 鼻翼軟骨下切開に連続させる
利点	・鼻柱に傷がつかない ・軟骨の onlay graft などの際に縫合固定しなくてもよい ・手術時間が短く、術後のダウンタイムが短い	・視野がよく、全体が把握できる ・正確な診断と形成が可能である ・軟骨移植の方法など、術式に幅が持てる

欠点	・全体の構造を直視しにくい ・鼻翼軟骨の変異や変形を正確に整えることができない ・術前に正確な診断力が必要とされる	・手術時間が長い ・鼻柱に傷がつく ・鼻尖の浮腫が強い ・移植軟骨一つ一つに固定を要する

Tips

■ Closed approach の際に、鼻翼軟骨下切開と軟骨間切開を組み合わせると、大鼻翼軟骨がよく露出され、手術がしやすくなる。

■ Rim incision は簡単だが、術後に鼻孔の変形を来たしたり、大鼻翼軟骨の形成が難しいことが多いので避ける。

■ Open approach の切開は、鼻柱の基部ではなく、最も狭い中央部の方が瘢痕は目立たない。

■インプラントによる隆鼻術

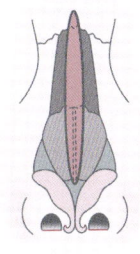

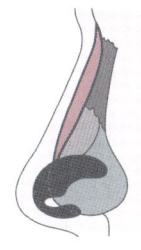

インプラント挿入位置	・インプラントはI型を使用し、あくまで鼻根～鼻背の augment に使用する。鼻尖の形成は別途に自家組織で行う ・Closed であれば IC もしくは IF incision から行う ・インプラントのみなら、(術者が右利きなら) 右鼻孔からアプローチする ・Nasion の少し上から鼻翼軟骨にかからない位置 (supratip break) までとする ・鼻背上は必ず骨膜下ポケットに挿入する
術後	・テーピング 5～7 日 (鼻背部のみで可)

Tips

■ 自然な profile を得るには、鼻根点が開瞼時の上眼瞼縁～重瞼ラインと一致するようにインプラントの上縁を決める。

■ Hump 症例ではインプラントが左右どちらかに変位しやすい。そのため hump の処理を行うが、鼻腔と交通するようであればインプラントは避ける。

■ 斜鼻症例は軽度であってもインプラント挿入後に目立つことがあるので注意する。

■ 短鼻症例に隆鼻術を行うと、皮膚の不足のために鼻尖が上を向き短鼻が強調される。

10 美容外科

■鼻尖形成術
●縮小・挙上・延長の各種法

鼻尖縮小	Medial crural suture	Interdomal suture
	両側内側脚引き寄せ	両側中間脚引き寄せ
	Transdomal suture	Cephalic trim
	片側中間脚の形成	外側脚の頭側部切除
鼻尖挙上	Tip graft	Tip (infralobular) graft
	鼻尖の前方挙上	鼻尖の下方延長
	Shield graft	Floating columellar strut
	鼻尖挙上・形成	足場補強

248

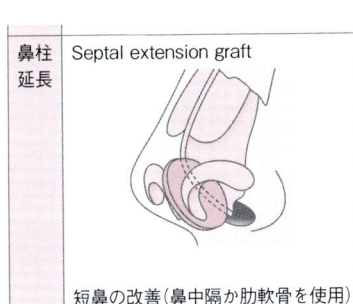

5. 鼻

| 鼻柱延長 | Septal extension graft
短鼻の改善（鼻中隔か肋軟骨を使用） | **Tips**
■鼻尖縮小では、両側鼻軟骨を締め上げるほど、鼻尖が反時計回転して上向きとなるので注意する。
■鼻尖挙上で onlay graft を行っても内側脚がゆがむようなら、迷わず columellar strut か鼻柱延長(septal extension graft) を追加する。 |

【文献】
・Rees TD, et al : Aesthetic Plastic Surgery (2nd ed). WB Saunders, Philadelphia, 1994
・Sheen JH, et al : Aesthetic rhinoplasty (2nd ed). Mosby, St Louis, 1987

■鼻翼縮小術

	Type A	Type B
鼻翼の type	鼻翼外側が基部より張り出している	鼻翼基部自体が広い
鼻翼切除	鼻翼基部全層の切除	鼻翼内側鼻腔底の切除

Tips
■特に鼻腔底切開後の縫合は創部が内反しやすいため、外反させて凸となるように dermostich をかける。
■鼻翼縮小術はあくまで鼻翼形態の改善に止まり、両側鼻翼間距離が短縮する効果はない。

10 美容外科

6. 脂肪吸引

■解剖

皮下脂肪層	Zone of adherence
表層：脂肪は小さく皮膚と強く固着している 中間層〜深層：脂肪も大きく疎	腸骨稜・大転子間 殿溝 大腿筋膜張筋末梢 浅筋膜と深筋膜が結合しているエリア

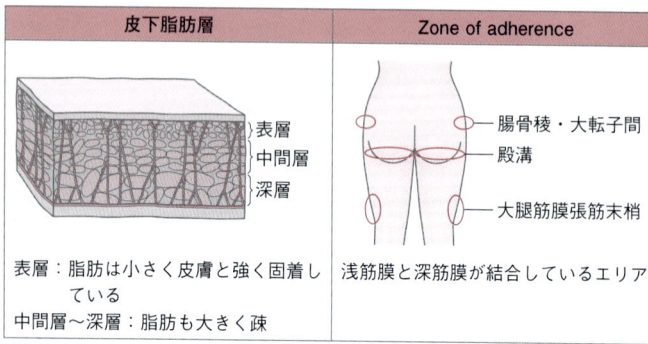

Tips
- 吸引は通常、深層から中間層を順に吸引してゆくが、残した浅層が下垂を来たすこともある。これを予防するためにsuperficial suctionを行うこともあるが、凹凸が生じやすいので慎重に行う。
- Zone of adherenceを強く吸引すると輪郭のバランスが崩れることがあるので極力控える。

■Tumescent 法

目的	出血のコントロール 間質のhydrodissection効果 疼痛のコントロール
組成	Tumescent 液 　　　リドカイン　　　　500〜1000mg 　　　エピネブリン　　　1mg 　　　メイロン（8.4%）　12.5ml 　　　生理食塩水　　　　1,000ml （リドカイン濃度0.05〜0.1%、エピネブリン濃度1/100万）
注入量	脂肪吸引予定の1〜2倍程度

Tips
- 通常、リドカインの極量は7mg/kgであるが、Tumescent 法により35mg/kgまで

6. 脂肪吸引

安全と言われる。
- 小領域で Tumescent 法単独で行う場合にはリドカイン濃度を高めに使用する。
- Tumescent 液は 20〜30％ は吸引中に排出される。その他は術後 6〜12 時間かけて徐々に吸収されてゆく。

【文献】
・Klein JA : The tumescent technique for local anesthesia improves safety in large-volume liposuction. Plast Reconstr Surg 92 : 1085-1098, 1993

■施術

術前マーキング	必ず立位で行い、凸部に合わせて等高線を描く	
使用カニューレ	体幹 3〜4mm、四肢 2〜3mm、顔面 1.5〜2mm を中心に選択する	
Stab の例	腹部：ウエストと臍部の 3 カ所	殿部：殿溝と上部の 4〜6 カ所
	大腿：前面 2 カ所、後面 2 カ所	下腿：後面の 3 カ所
	上腕：橈側後面よりの 2 カ所	
脂肪吸引量の限界	Day surgery では 2,000ml 程度を end point とする	

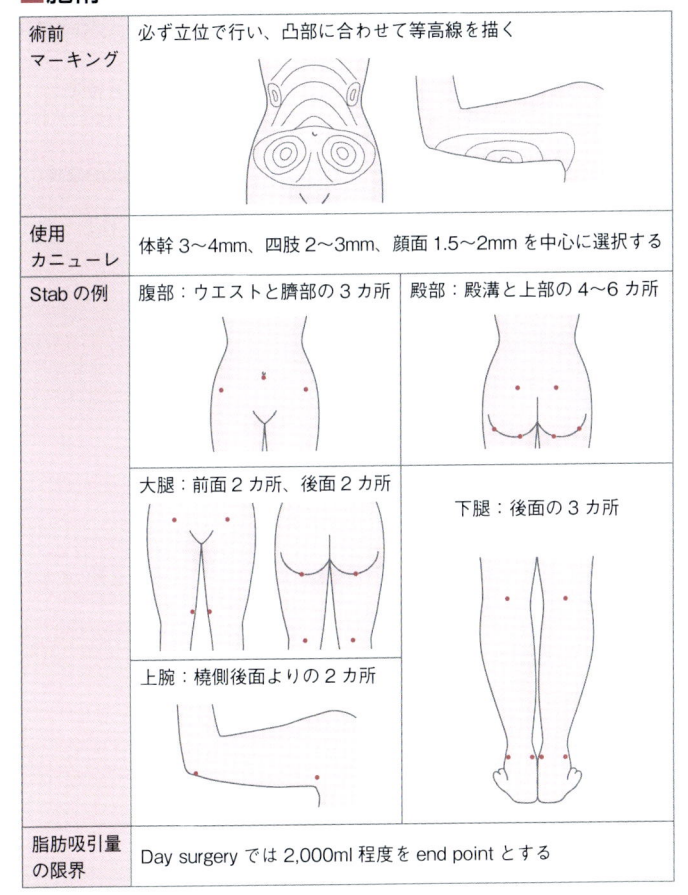

Tips
■ 上腕の脂肪吸引は、尺骨神経の損傷を防ぐため橈側後面に stab をおいて行う。
■ 4,000〜5,000ml を越えるような吸引を一度に行った場合は少なくとも術後 24 時間以上の入院と管理を要する。通常は 2,000ml を越えないように行うのがよい。

【文献】
・Rohrich RJ, et al : Is liposuction safe? Plast Reconstr Surg 104 : 819-822, 1999

■術後経過

	創部の状況	安静度	ガーメントによる圧迫
〜3日	stab からの滲出	シャワーのみ可	24 時間
〜5日	浮腫と内出血のピーク	仕事復帰	
〜2週間	内出血改善	入浴可	
〜1.5カ月	浮腫改善	制限なし	夜間のみ圧迫
〜3カ月	局所の硬結と凹凸		
〜6カ月	改善・治癒		終了

■合併症

局所合併症	全身合併症
凹凸不整	出血性ショック
stab の瘢痕	肺塞栓・脂肪塞栓
血腫・水腫	リドカイン中毒
神経損傷	肺水腫
皮膚のたるみの増悪	腹壁穿孔

Tips
■ 明らかな血腫は早期に吸引する＝放置するとヘモジデリンによる皮膚の色素沈着が生じて難治となることがあるため。
■ 死亡例が最も多いのは肺塞栓とされる。
■ 死亡率：95 例／50 万例

【文献】
・Grazer FM, et al : Fatal outcomes from liposuction ; Census survey of cosmetic surgeons. Plast Reconstr Surg 105 : 436-446, 2000

Supplement

1. 針・縫合糸マテリアル
2. 創傷被覆材マテリアル
3. 創傷治療外用薬マテリアル

Supplement

1. 針・縫合糸マテリアル

■針と縫合糸

針型	形、断面形態	特徴・適応
上向三角針	針先 △	皮膚
逆三角針	針先 ▽	皮膚、口腔・鼻腔粘膜、筋膜、腱、靱帯、軟骨、咽頭、眼科手術
ヘラ型針	針先 ▽	皮膚、角膜
丸針	針先 ○	腹腔内臓器、心筋、腹膜、硬膜、筋膜、皮下組織、血管吻合（マイクロサージャリー）
鈍針	針先 ◎	肝臓、腎臓

●彎曲の種類

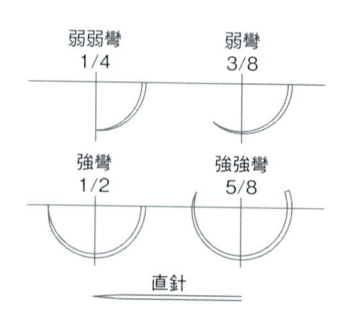

弱弱彎 1/4　　弱彎 3/8

強彎 1/2　　強強彎 5/8

直針

■吸収性縫合糸

吸収性縫合糸	強度半減期間	吸収期間	形状	固さ
バイクリルラピッド®	5日	約42日	縒り糸	柔らかい
モノクリル®（Violet）	7～10日	約91～119日	モノフィラメント	普通
バイオシン®	2～3週	—	モノフィラメント	普通
バイクリル®	2～3週	約56～70日	縒り糸	柔らかい
デキソンⅡ®	2～3週	—	縒り糸	柔らかい
PDS Ⅱ®	4週	約182～238日	モノフィラメント	硬い
マクソン®	4週	—	モノフィラメント	硬い

吸収糸強度減弱と皮膚強度回復の関係

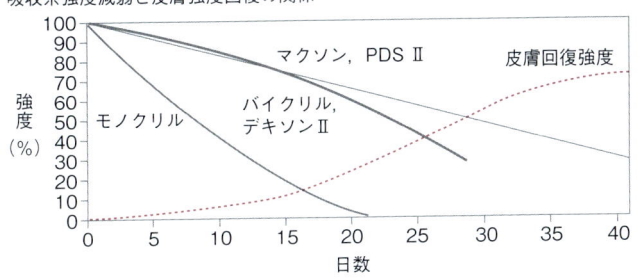

【文献】
・Eticon. Wound closure manual. Somerville, NJ : Ethicon, 2004

Supplement

2. 創傷被覆材マテリアル

■被覆材の種類と特徴

種類	商品名	特徴	水分吸収性
ハイドロコロイド	デュオアクティブ®	・余分な浸出をゲル化吸収して適度な湿潤環境を保つ ・4～5日の交換でよい ・創部の観察が難しい	△
ハイドロジェル	イントラサイトジェル® グラニュゲル®	・ゲル剤、乾燥した壊死組織を軟化させ、自己融解促進させ、湿潤環境を保つ ・ポリウレタンフィルムと一緒に使用する	△
アルギン酸塩	カルトスタット® ソーブサン® アルゴダーム®	・水分吸収力に優れ、かつ浸出液を保持する ・止血機能あり	◎
ハイドロファイバー	アクアセル®	・水分吸収力は高く、銀イオン含有のものでは殺菌作用を持つ ・止血機能はない	◎
ポリウレタンフォーム	ハイドロサイト®	・浸出液多くても適度な湿潤環境を維持できる	○
ハイドロポリマー	ティエール®	・浸出液多くても適度な湿潤環境を維持できる ・創面によくフィットする	○
ポリウレタンフィルム	テガダーム® オプサイトウンド® Ⅳ3000®	・片面が粘着性の透明フィルム ・水蒸気や酸素が透過可能 ・出血を伴わない創面、浅い褥瘡、水疱の保護などに使用	×

■被覆材と保険適用

医療機器分類	管理区分	保険償還		使用材料	備考
外科・整形外科用手術材料	管理医療機器	技術料に包括		ポリウレタンフィルム	コストが取れない
	高度管理医療機器	特定保健医療材料・皮膚欠損用創傷被覆材	真皮に至る創傷用	ハイドロコロイド	
				ハイドロジェル	
			皮下組織に至る創傷用	ハイドロコロイド	植皮の採取部には適用なし
				ハイドロジェル	
				アルギン酸塩	
				ハイドロファイバー	
				ハイドロポリマー	
				ポリウレタンフォーム	
			筋・骨に至る創傷用	ポリウレタンフォーム	

Supplement

3. 創傷治療外用薬マテリアル

■分類

分類	一般名	商品名	特徴
抗菌剤	スルファジアジン銀	ゲーベンクリーム®	・壊死組織の浸軟作用、緑膿菌にも有効 ・副作用：白血球減少、銀皮症
	ポビドンヨード・シュガー	イソジンシュガーパスタ® ユーパスタ®	・浸出液の制御効果、MRSA・真菌にも有効 ・副作用：ヨードアレルギー
	カデキソマー・ヨウ素	カデックス軟膏® カデックス®	
肉芽形成・上皮化促進剤	塩化リゾチーム	リフラップ®軟膏	壊死組織の浸軟作用もあり
	ブクラデシンナトリウム	アクトシン®軟膏	吸水作用もあり
	トレチノイントコフェリル	オルセノン®軟膏	壊死組織の浸軟作用もあり
	プロスタグランジンE_1	プロスタンジン®軟膏	油脂性基剤
	トラフェルミン	フィブラスト®スプレー	β-FGF：液体スプレー剤
壊死組織融解剤	ブロメライン	ブロメライン®軟膏	肉芽形成・上皮化には不利、疼痛が強い

索引

和文索引

あ

悪性黒色腫 39
あざ 232
石川分類 229
一次口蓋 54
一次治癒 9
咽頭弁形成術 66
インフォームドコンセント 2
会陰熱傷 52
エキスパンダー 23
エナメル上皮腫 165
エラスチン 28
円回内筋症候群 214
横転皮弁 16
鬼塚法 90
折れ耳 91

か

貝殻耳 91
開口 97
回転皮弁 16
下咽頭癌 164
過蓋咬合 97
下顎過成長 102
下顎骨骨折 131
下顎再建 169
下顎枝矢状分割 103
下顎枝垂直骨切り術 103
下顎突起 54
化学熱傷 52
下顎劣成長 102
下眼瞼除皺術 243
下眼瞼内反症（先天性） 93
カプセル拘縮 177
関節突起骨折 133
外側顔面裂 80
外側口蓋突起 55
外側趾列多趾症 218
外側大腿皮弁 198
外側鼻隆起 54
外鼻再建 144
顎口腔手術 95
顎変形症 95
眼角離開症 94
眼窩骨折 120
眼窩漏斗尖部症候群 118
眼球デルモイド 82
眼瞼下垂（後天性） 244
眼瞼下垂（先天性） 93
眼瞼再建 140
顔面交叉神経移植 108
顔面神経麻痺 104
顔面熱傷 52
顔面の発生 54
基質 28
北村法 89
基底細胞癌 32
気道熱傷 52
9の法則 48
頬骨弓骨折 119
頬骨骨折 116
頬骨体部骨折 116
胸三角筋部皮弁 17
胸壁欠損 200
巨口症 80
巨指症 219
巨大色素性母斑 29

索引

筋線維芽細胞　9
筋膜上切除　51
偽の正中裂　78
口～眼裂　80
口～鼻裂　78
屈筋腱損傷　223
久保法　90
頸部郭清術　161
血管奇形　45
血管腫　45
ケラチノサイト　26
肩甲皮弁　17
瞼裂狭小症　94
減張切開　51
口蓋裂　57
口腔癌　162
膠原線維　28
交叉咬合　96
口唇再建　150
口唇軸　150
口唇裂　56
後大腿皮弁　198
咬頭嵌合位　96
広背筋穿通枝皮弁　18
広背筋皮弁　18, 183
絞扼輪症候群　221
コップ耳　91
コラーゲン　28
合指症　216
5の法則　48
QスイッチNdヤグレーザー
　　233
Qスイッチアレキサンドライト
　レーザー　233
Qスイッチルビーレーザー　233

さ

再口蓋形成術　66
三角頭蓋　68
三角弁法　59
三次治癒　9
指圧痕　68
矢状縫合早期癒合症　68
脂腺母斑　30
歯槽分節骨切り　103
脂肪吸引　250
しみ　232
尺骨管（Guyon管）症候群　215
尺骨神経麻痺　214
斜頭症　68
手根管症候群　213
手掌法　48
手内筋　212
小耳症　87
小頭蓋顔面症　84
植皮　11
伸筋腱損傷　225
神経周膜縫合　20
神経上膜・周膜縫合　20
神経上膜縫合　20
真の正中裂　78
唇裂鼻　57
耳下腺良性腫瘍　165
耳甲介残存型　87
耳垂残存型　87
重瞼　239
重瞼術（切開法）　241
重瞼術（埋没法）　240
上顎過成長　102
上顎骨骨折　128

索引

筋線維芽細胞　9
筋膜上切除　51
偽の正中裂　78
口〜眼裂　80
口〜鼻裂　78
屈筋腱損傷　223
久保法　90
頸部郭清術　161
血管奇形　45
血管腫　45
ケラチノサイト　26
肩甲皮弁　17
瞼裂狭小症　94
減張切開　51
口蓋裂　57
口腔癌　162
膠原線維　28
交叉咬合　96
口唇再建　150
口唇軸　150
口唇裂　56
後大腿皮弁　198
咬頭嵌合位　96
広背筋穿通枝皮弁　18
広背筋皮弁　18, 183
絞扼輪症候群　221
コップ耳　91
コラーゲン　28
合指症　216
5の法則　48
Qスイッチ Nd ヤグレーザー
　　233
Qスイッチアレキサンドライトレーザー　233
Qスイッチルビーレーザー　233

さ

再口蓋形成術　66
三角頭蓋　68
三角弁法　59
三次治癒　9
指圧痕　68
矢状縫合早期癒合症　68
脂腺母斑　30
歯槽分節骨切り　103
脂肪吸引　250
しみ　232
尺骨管（Guyon 管）症候群　215
尺骨神経麻痺　214
斜頭症　68
手根管症候群　213
手掌法　48
手内筋　212
小耳症　87
小頭蓋顔面症　84
植皮　11
伸筋腱損傷　225
神経周膜縫合　20
神経上膜・周膜縫合　20
神経上膜縫合　20
真の正中裂　78
唇裂鼻　57
耳下腺良性腫瘍　165
耳甲介残存型　87
耳垂残存型　87
重瞼　239
重瞼術（切開法）　241
重瞼術（埋没法）　240
上顎過成長　102
上顎骨骨折　128

索引

和文索引

あ

悪性黒色腫　39
あざ　232
石川分類　229
一次口蓋　54
一次治癒　9
咽頭弁形成術　66
インフォームドコンセント　2
会陰熱傷　52
エキスパンダー　23
エナメル上皮腫　165
エラスチン　28
円回内筋症候群　214
横転皮弁　16
鬼塚法　90
折れ耳　91

か

貝殻耳　91
開口　97
回転皮弁　16
下咽頭癌　164
過蓋咬合　97
下顎過成長　102
下顎骨骨折　131
下顎再建　169
下顎枝矢状分割　103
下顎枝垂直骨切り術　103
下顎突起　54
化学熱傷　52
下顎劣成長　102
下眼瞼除皺術　243
下眼瞼内反症（先天性）　93
カプセル拘縮　177
関節突起骨折　133
外側顔面裂　80
外側口蓋突起　55
外側趾列多趾症　218
外側大腿皮弁　198
外側鼻隆起　54
外鼻再建　144
顎口腔手術　95
顎変形症　95
眼角離開症　94
眼窩骨折　120
眼窩漏斗尖部症候群　118
眼球デルモイド　82
眼瞼下垂（後天性）　244
眼瞼下垂（先天性）　93
眼瞼再建　140
顔面交叉神経移植　108
顔面神経麻痺　104
顔面熱傷　52
顔面の発生　54
基質　28
北村法　89
基底細胞癌　32
気道熱傷　52
9の法則　48
頬骨弓骨折　119
頬骨骨折　116
頬骨体部骨折　116
胸三角筋部皮弁　17
胸壁欠損　200
巨口症　80
巨指症　219
巨大色素性母斑　29

上顎突起　54
上顎劣成長　102
上眼窩裂症候群　118
上眼瞼除皺術　242
静脈奇形　45, 46
褥瘡　194
スタール耳　92
頭蓋顔面裂　77
頭蓋縫合早期癒合症　67
頭蓋裂　80
正中神経麻痺　213
接線切除　51
切端咬合　97
切断指　229
セファログラム　99
線維芽細胞　9
先天性片側下口唇麻痺　107
先天性血管腫　45
先天性色素性母斑　29
尖頭症　68
舌下—顔面神経移行術　108
舌下—顔面神経移植　108
舌・口腔再建　168
前外側大腿皮弁　18
前骨間神経麻痺　214
前進皮弁　16
全層植皮　11
前頭骨骨折　123
前頭縫合早期癒合症　68
前方交叉咬合　97
前腕皮弁　17
創傷治癒　8
創傷治療外用薬　258
創傷被覆材　256
鼠径皮弁　17, 18

Z形成術　13

た

高橋法　90
多汗症　236
多形腺腫　165
多指症　217
立ち耳　91
多縫合早期癒合症　68
玉井分類　229
単純性血管腫　45, 46
短頭症　68
大胸筋皮弁　17
大唾液腺癌　164
弾性線維　28
中咽頭癌　163
中心位　96
腸骨皮弁　18
長頭症　68
津下法　224
手の熱傷　52
電撃傷　52
殿部穿通枝皮弁　198
殿部大腿皮弁　198
橈骨神経麻痺　215
頭部再建　137
動静脈奇形　45, 46
W形成術　14

な

内眼角贅皮　94
内側足底皮弁　17
内側鼻隆起　54
永田法　88
二次口蓋　54

索引

二次治癒　9
乳癌　179
乳房減量（固定）術　189
乳房再建　179
乳房再建用インプラント　182
乳輪乳頭再建　187
人字縫合早期癒合症　68
寝癖　74
熱傷　48
脳圧　74

は

針・縫合糸　254
パルス色素レーザー　232
腓骨皮弁　18
菱形皮弁　16
皮弁の基礎　15
皮弁のDelay　15
表情筋　105
平瀬分類　218
広瀬法　90
鼻咽喉閉鎖機能不全　64
鼻腔癌　164
鼻骨骨折　114
鼻篩骨骨折　126
鼻尖形成　248
鼻中隔骨折　114
鼻翼縮小　249
福田法　90
腹直筋穿通枝皮弁　18
腹直筋皮弁　18, 184
副鼻腔癌　164
腹壁瘢痕ヘルニア　204
双葉状皮弁　16
フローマン徴候　214

分層植皮　11
片側冠状縫合早期癒合症　68
片側口唇裂　56
扁平上皮癌　36
豊胸　174
母指多指症　217
母指低形成　220
母斑細胞性母斑　29
ポートワイン斑　47
Vビームレーザー　232

ま

マイクロサージャリー　19
埋没耳　89
目頭切開　242
メラノサイト　27
メルケル細胞　27

や

柳原40点法　109, 110
有棘細胞癌　36
幼児血管腫　45
吉津法　224

ら

ランゲルハンス細胞　27
隆鼻術　247
両眼単一視野検査　121
両側冠状縫合早期癒合症　68
両側口唇裂　56
臨床写真　4
リンパ管腫　45, 46
裂手　222
漏斗胸　202

わ

矮小耳　91
鷲手変形　214

欧文索引

A

Abbe 皮弁　152
Alar contour graft　148
Angle 分類　98
Anterior crossbite　97
Anterior plagiocephary　68
Anterolateral thigh flap　18
Antimongoloid slant　80, 83
AO/ASIF 理論　132
Apert 症候群　70
Arteriovenous malformation
　　　　　　　　　45, 46
Arts の基準　49
ASO　103
Axial frontnasal 皮弁　146

B

Back wall technique　20
Baker 分類　178
Baxter 法　50
BCC：Basal Cell Carcinoma　32
Bell 麻痺　107
Benelli 法　190
Bernard-Burow　154
Bicoronal synostosis　68
Bilobed flap　16
Bilobe 皮弁　146

Bipedicle lining 皮弁　149
Blauth（Manske）分類　220
Blepharoplasty　242
Blepharophimosis　94
Botox®　234
Brachycephaly　68
Brauer 法　60
Brent 法　88
Breslow の腫瘍深達度　40
Buckling セオリー　121
Bunnel suture　224
Burn index　49
Burn wound sepsis　52

C

Cantilever（法）　127, 148
Capillary malformation
　　　　　　　　45, 46, 47
Capillary return　21
Carpenter 症候群　72
Central occlusion　96
Central relation　96
Cephalic trim　248
Champy line　132
Champy 理論　132
Cheek rotation 皮弁　143
Clark のレベル分類　37
Claw hand　214
Coloboma　80, 83
Columella strut　148
Component separation 法　205
Concha type　87
Congenital hemangioma　45
Constricted ear　92
Cranial clefts　80

263

Craniofacial clefts　77
Craniofacial/Hemifacial microsomia　84
Cranofrontnasal 症候群　72
Cronin 法　62
Cross bite　96
Cross-face nerve grafting　108
Crouzon 症候群　70
CULP　107
Cup ear　91
Curling 潰瘍　52
Curreri の式　50
Cutler-Beard 皮弁　143
CV flap　187

D

DAV-feron 療法　43
DAV 療法　43
DDB　49
Deep bite　97, 102
Deformenal flap　16
Delay　15
Deltopectoral flap　17
DESIGN-R　195, 196
DIEP flap　18, 185
Diplopia field　121
Downs 法　100
Drop hand　215

E

Epicanthus　94
EPUAP 分類　195
Estlander 皮弁　152, 153
Excessive overjet　97

F

Fibula osteocutaneous flap　18
Filler　237
Finger printing sign　68
Fisher（Anatomic subunit）法　60
Floating columellar strut　248
Forehead 皮弁　143, 147, 149
Forked flap（法）　61, 62
Frey 症候群　165
Fricke 皮弁　143
Froment sign　214
Full-thickness skin graft　11
Furlow 法　64

G

Galveston 法　50
GAP 皮弁　186
Gillies の Temporal approach　119
Gluteal perforator flap　198
Gluteal thigh flap　198
Goes 法　190
Goldenhar 症候群　83
Groin flap　17, 18

H

Hammond 法　190
Hammura 法　243
Harlequeen sign　68
helmet molding　75
Hess chart　121
HLS 法　50
holoprocencephaly　78

Horner 症候群　245
House-Brackmann 法　109, 111
Hughes 瞼板結膜弁　143
Hydraulic セオリー　121
Hypoglossal-jump graft　108
Hypoglossal nerve transfer　108

I

Iliac osteocutaneous flap　18
Infantile hemangioma　45
Interdomal suture　248
Intrinsic minus position　212
Intrinsic muscle　212
Intrinsic plus position　212
Inverted-T 切開　190
IVRO　103

K

Karapandzic 皮弁　153
Kasabach-Merritt 症候群　47
Kessleu suture　224
Klippel-Trenaunay syndrome　47

L

Lambdoidal synostosis　68
Lassus 法　190
Lateral facial clefts　80
Lateral orbital 皮弁　143
Lateral thigh flap　198
Latismus dorsi myocutaneous flap　18
Le fort I osteotomy　103
Le fort I〜III 型骨折　128
Legan の顔面突出度　100

Lejour 法　190
Limberg flap　16
Linear 骨折　120
Lobule type　87
Lop ear　91
Lund & Browder の法則　48
Lymphatic malformation　45, 46

M

Maffucci 症候群　47
Manchester 法　61
Marcus Gunn 現象　93
Maxillary excess　102
Maxillary deficiency　102
MCDO System®　76
McKissock 法　190
Medial crural suture　248
Medial plantar flap　17
Melanoma　39
Melkersson-Rosenthal 症候群　107
Metopic synostosis　68
Microcia　87
Millard 法　61
Miniature ear　91
Möbious 症候群　107
Modiolus　150
Mohler 法　60
Muenke 症候群　72
Mulliken 法　60, 61
Multiple synostosis　68
Mustardé　143
Mustardé 法　94

N

Nasalis 皮弁　147
Nasolabial lining 皮弁　149
Nasolabial 皮弁　143, 146
Nasomaxillary buttress　129
Night & North の分類　117
no man's land　208
Non-syndromic craniosynostosis　68
Nordhoff 法　60
Northwestern 法　100
NPUAP 分類　195
Nuss 法　203

O

Onizuka 法　60
Open bite　97
Oral-nasal clefts　78
Oral-ocular clefts　80
Overbite　97
Overjet　97
Oxycephary　68

P

Parascapular flap　17
Parks-Weber 症候群　47
Patency test　20
Pectoralis major flap　17
Pectus index　202
Perialar crescentic excision　152
Periareolar 切開　190
Perko 法　63
Pfeiffer 症候群　70
Pin prick test　21
Pitanguy 法　190
Positional plagiocephaly　74
Posterior plagioncephaly　68
Posterior thigh flap　198
primary palate　54
Prognathism　102
Prominent ear　91
Pterygomaxillary buttress　129
Punch out 骨折　120
Purzansky 分類　84
Push-back 法　63

R

Radial forearm flap　17
Ramsay-Hunt 症候群　107
Randall-Tennison 法　60
Ravitch 変法（胸郭挙上法）　203
Rectangular advancement flap　16
Rectus adbominis myocutaneous flap　18
Regnault の分類　189
Retrognathism　102
Rhomboid-to-W flap　16
Rhomboid flap　16, 146
Ricketts の黄金分割比　100
ROOF（retro-orbicularis oculi fat）　140
Rotation advancement 法　59
Rotation flap　16

S

Sagittal fracture　128
Sagittal synostosis　68

Scalping 皮弁　146
Scaphocephaly　68
Scapular flap　17
SCC：Squamous Cell Carcinoma　36
Schuchardt 皮弁　154
SDB　49
Seathre-Chotzen 症候群　72
Secondary palate　54
Septal extention graft　249
Septal flap　149
Shell ear　91
Shield Graft　248
SIEA 皮弁　186
Skate flap　187
skeletal suspension　52
Skoog 法　60, 190
SOOF（sob-orbicularis oculi fat）　140
Split-thickness skin graft　11
Spur test　19
SSRO　103
Stahl's ear　92
Star flap　187
Strut technique　148
Sturge-Weber syndrome　47
Subfascial excision　51
Sunnybrook 法　109, 112
Suturectomy　75
Switch 皮弁　143
Syndromic craniosynostosis　70

T

Tangential excision　51
Tanzer 法　88
TAP flap　18
Telecanthus　94
Temporomastoid 皮弁　146
Tenzel Semicircular 皮弁　142
Tessier 分類　77
Tip graft　148, 248
Tissue expander　22
TRAM 皮弁　185
Transdomal suture　248
Transpositional flap　16
Treacher Collins 症候群　83
Trigonocephaly　68
Tripier 皮弁　142
Tumescent 法　250
Turnback nasolabial back 皮弁　149
Turnover 皮弁　149
Two-flap 法　64

U

Unicoronal synostosis　68

V

Veau 法　61
Venous malformation　45, 46
Vertical 切開　190
Virchow の病因論　69
von Hippel-Lindau 病　47
von Langenbeck 法　63
V-Y advancement 法　16, 63

W

Wardill 法　63
Warthin 腫瘍　165
Wassel 分類　217

White eyed blowout 120

Z

Zygomatic maxillary buttress 129

Zygomatic maxillary cleft 80

手の外科 解剖●前腕前面（浅層）

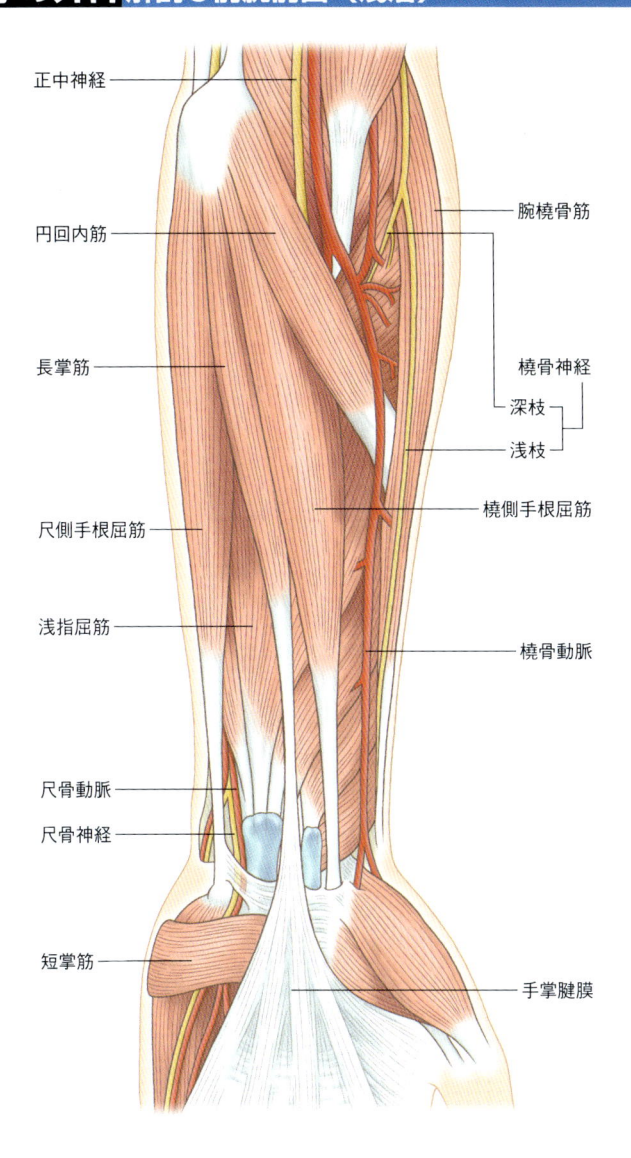

- 正中神経
- 円回内筋
- 長掌筋
- 尺側手根屈筋
- 浅指屈筋
- 尺骨動脈
- 尺骨神経
- 短掌筋
- 腕橈骨筋
- 橈骨神経
  - 深枝
  - 浅枝
- 橈側手根屈筋
- 橈骨動脈
- 手掌腱膜

Tips
■前腕の屈筋はそのほとんどが上腕骨内顆を起始とする。

手の外科 解剖●前腕前面（中層）

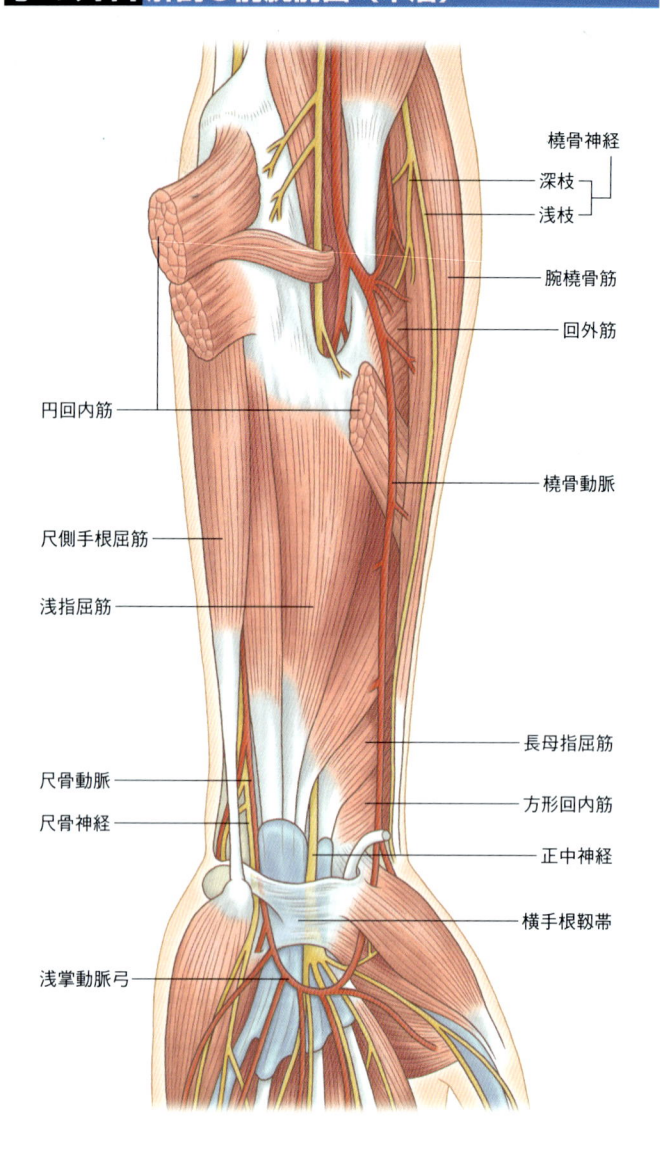

- 橈骨神経
  - 深枝
  - 浅枝
- 腕橈骨筋
- 回外筋
- 円回内筋
- 橈骨動脈
- 尺側手根屈筋
- 浅指屈筋
- 長母指屈筋
- 尺骨動脈
- 方形回内筋
- 尺骨神経
- 正中神経
- 横手根靱帯
- 浅掌動脈弓

270

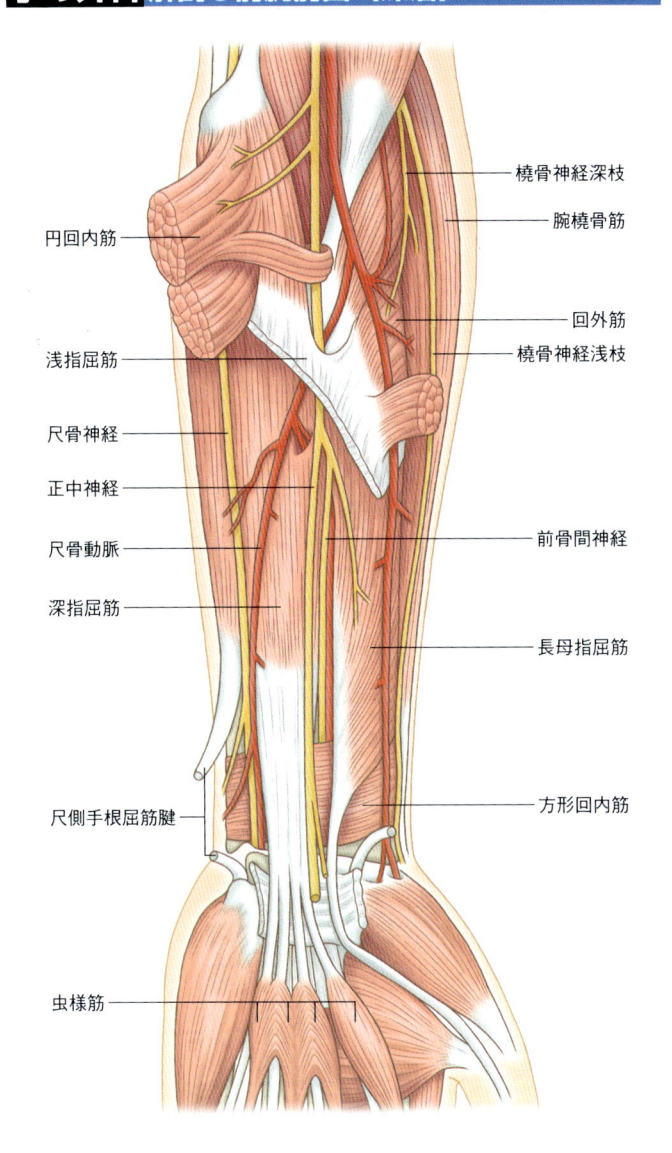

手の外科 解剖●前腕前面（深層）

- 円回内筋
- 浅指屈筋
- 尺骨神経
- 正中神経
- 尺骨動脈
- 深指屈筋
- 尺側手根屈筋腱
- 虫様筋
- 橈骨神経深枝
- 腕橈骨筋
- 回外筋
- 橈骨神経浅枝
- 前骨間神経
- 長母指屈筋
- 方形回内筋

271

手の外科 解剖 ●前腕後面（浅層）

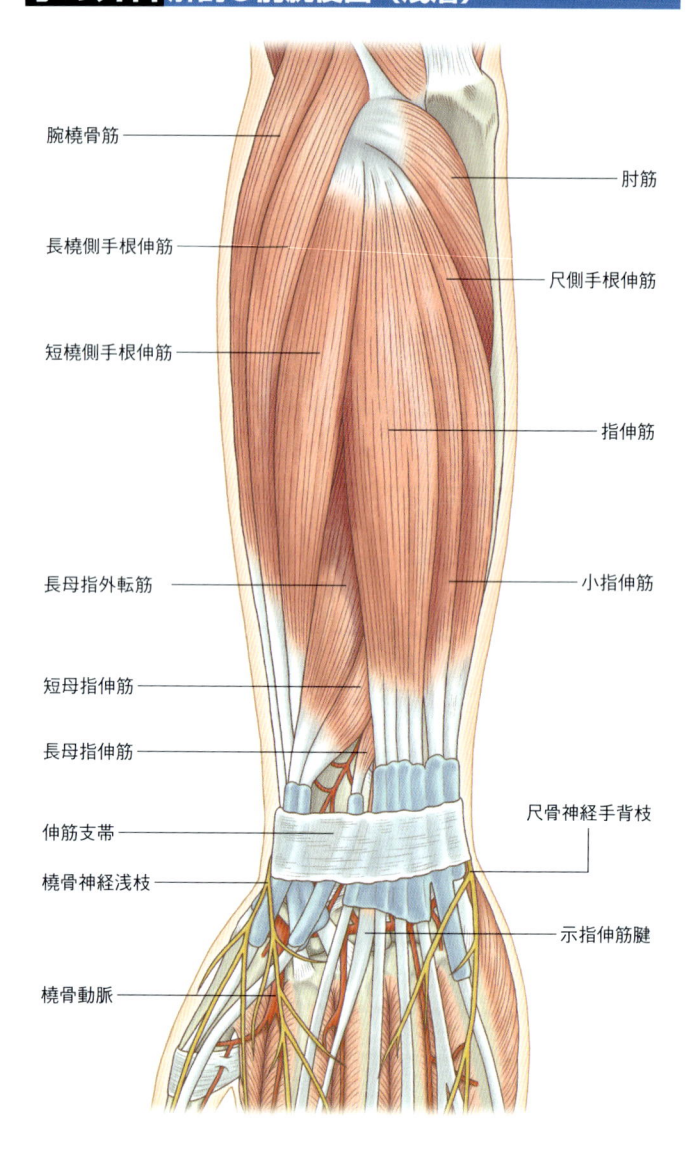

- 腕橈骨筋
- 長橈側手根伸筋
- 短橈側手根伸筋
- 長母指外転筋
- 短母指伸筋
- 長母指伸筋
- 伸筋支帯
- 橈骨神経浅枝
- 橈骨動脈
- 肘筋
- 尺側手根伸筋
- 指伸筋
- 小指伸筋
- 尺骨神経手背枝
- 示指伸筋腱

Tips
■前腕の伸筋はそのほとんどが上腕骨外顆を起始とする。

手の外科 解剖 ●前腕後面（深層）

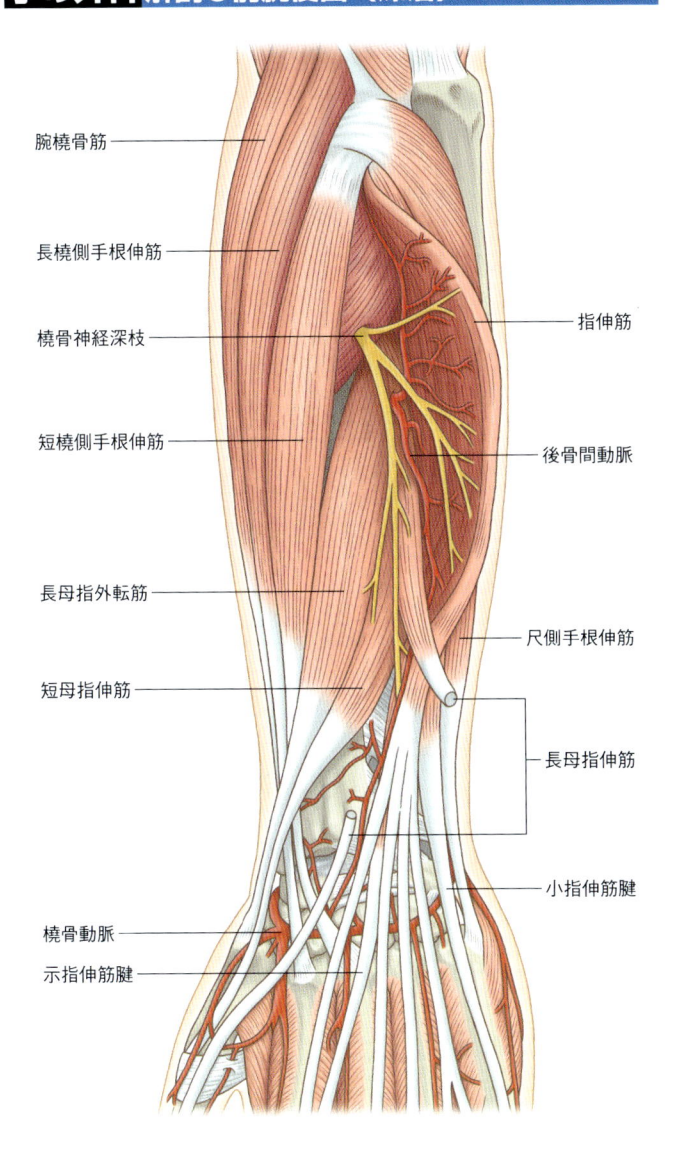

- 腕橈骨筋
- 長橈側手根伸筋
- 橈骨神経深枝
- 短橈側手根伸筋
- 長母指外転筋
- 短母指伸筋
- 橈骨動脈
- 示指伸筋腱
- 指伸筋
- 後骨間動脈
- 尺側手根伸筋
- 長母指伸筋
- 小指伸筋腱

273

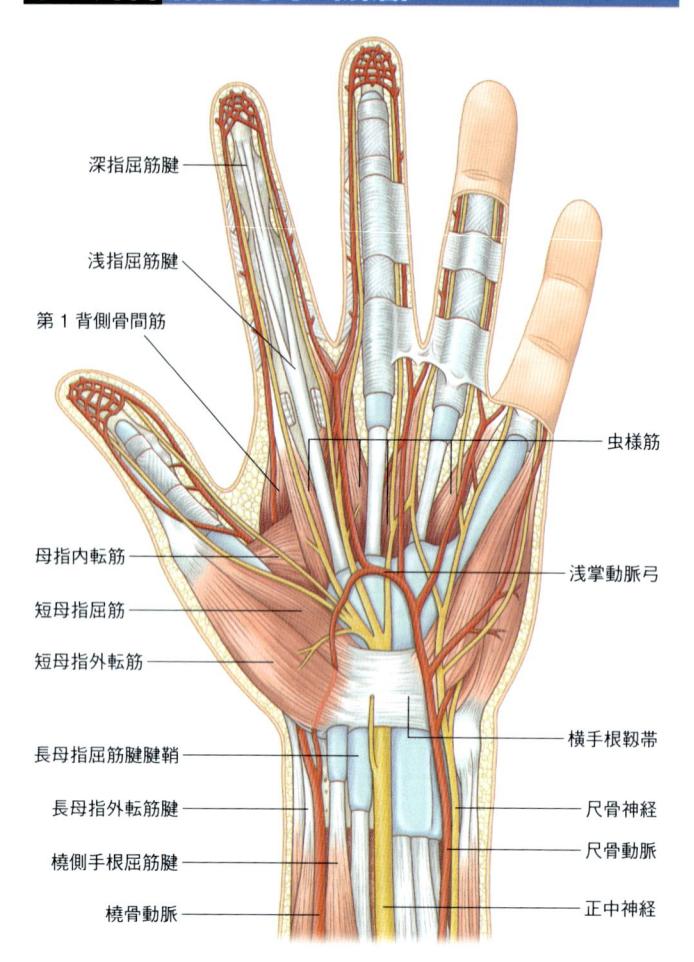

手の外科 解剖●手掌（浅層）

- 深指屈筋腱
- 浅指屈筋腱
- 第1背側骨間筋
- 母指内転筋
- 短母指屈筋
- 短母指外転筋
- 長母指屈筋腱腱鞘
- 長母指外転筋腱
- 橈側手根屈筋腱
- 橈骨動脈
- 虫様筋
- 浅掌動脈弓
- 横手根靱帯
- 尺骨神経
- 尺骨動脈
- 正中神経

274

手の外科 解剖●手掌（深層）

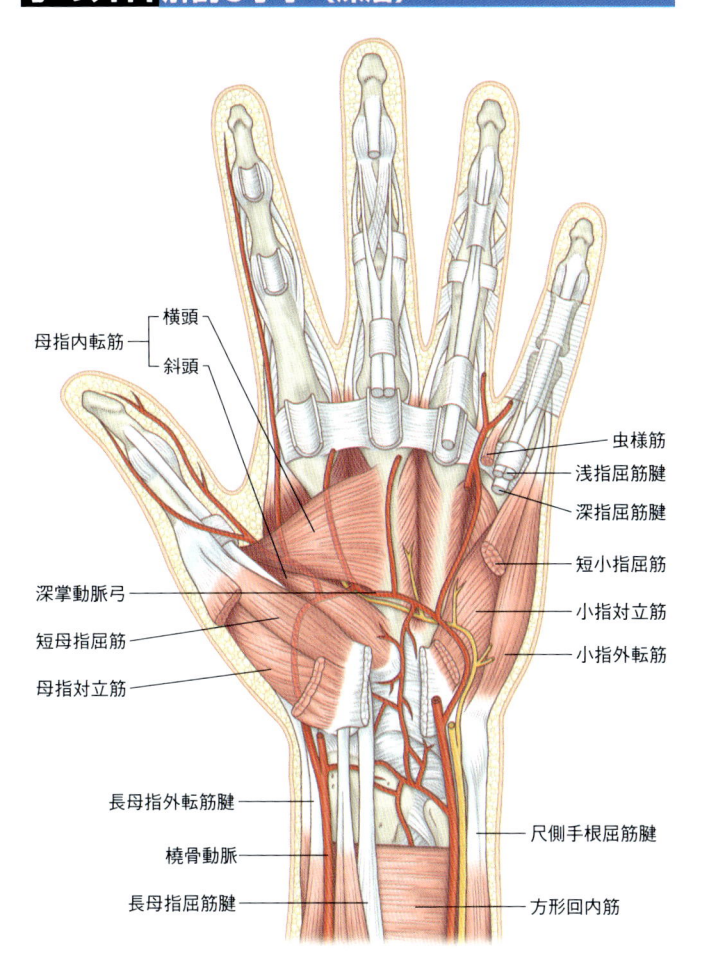

- 母指内転筋
  - 横頭
  - 斜頭
- 深掌動脈弓
- 短母指屈筋
- 母指対立筋
- 長母指外転筋腱
- 橈骨動脈
- 長母指屈筋腱
- 虫様筋
- 浅指屈筋腱
- 深指屈筋腱
- 短小指屈筋
- 小指対立筋
- 小指外転筋
- 尺側手根屈筋腱
- 方形回内筋

形成外科モバイルブック <検印省略>

2012 年 2 月 1 日　第 1 版第 1 刷発行
定　価　（本体 10,000 ＋税）
監修者　菅原康志
発行者　今井　良
発行所　克誠堂出版株式会社
〒113-0033　東京都文京区本郷 3-23-5-202
電話（03）3811-0995　振替 00180-0-196804
URL http://www.kokuseido.co.jp/
印刷・製本　株式会社シナノパブリッシングプレス

ISBN 978-4-7719-0390-6　C3047　￥10,000
Printed in Japan © Yasushi Sugawara, 2012
- 本書の複製権・翻訳権・上映権・譲渡権・公衆送信権（送信可能化権を含む）は克誠堂出版株式会社が保有します。
- **JCOPY** ＜(社)出版者著作権管理機構　委託出版物＞
本書の無断複写は著作権法上での例外を除き禁じられています．複写される場合は，そのつど事前に(社)出版者著作権管理機構（電話 03-3513-6969, FAX 03-3513-6979, e-mail：info@jcopy.or.jp）の許諾を得てください．